常见体表肿瘤切除及修复

主编 宣庆元 朱元杰

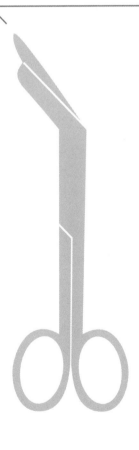

北方联合出版传媒（集团）股份有限公司

辽宁科学技术出版社

图书在版编目（CIP）数据

常见体表肿瘤切除及修复 / 宣庆元，朱元杰主编 .
沈阳：辽宁科学技术出版社，2024. 12. -- ISBN 978-7
-5591-3973-3

Ⅰ . R730.56

中国国家版本馆 CIP 数据核字第 2024WY6009 号

出版发行：辽宁科学技术出版社
　　　　　（地址：沈阳市和平区十一纬路25号　邮编：110003）
印　刷　者：辽宁鼎籍数码科技有限公司
经　销　者：各地新华书店
幅面尺寸：210 mm × 285 mm
印　　张：9.5
字　　数：260千字
出版时间：2024 年 12 月第 1 版
印刷时间：2024 年 12 月第 1 次印刷
责任编辑：凌　敏　于　倩
封面设计：刘　彬
版式设计：袁　舒
责任校对：闻　洋

书　　号：ISBN 978-7-5591-3973-3
定　　价：198.00元

联系电话：024—23284356
邮购热线：024—23284502
E-mail：lingmin19@163.com
http://www.lnkj.com.cn

前　言

体表肿瘤位于体表或看得见或摸得着，易于发现，多能早期就诊于皮肤科、普通外科、肿瘤外科。虽然各科有各自特长及治疗方法，但仍有不尽人意之处，或能诊断却不能切除，或能切除但对创面不能修复。整形外科医师在体表肿瘤切除后修复方法上，维系患者术后局部外貌和功能两方面发挥了独特的作用。

在历史长河中，随着科学技术的发展，多学科技术水平不断提高，这就需要不断进行新的经验总结、推广应用，才能与时俱进。人生有期，学海无涯。体表肿瘤治疗也需要人们不断艰苦努力，勇于求索，善于总结和借鉴，才能最终彻底征服。

目前对体表肿瘤还没有一本专门介绍的书籍，有关体表肿瘤诊治却分布在不同学科各自的论述之中。本书从整形外科医师角度对体表肿瘤切除和修复进行阐述，也是作者多年临床实践经验总结归纳。编写此书的目的是，希望为从事体表肿瘤诊治工作的临床医师起到抛砖引玉的作用并有所借鉴。

本书共分三章：

第一章 常见体表肿瘤

第二章 体表肿瘤切除之后的修复方法

第三章 体表肿瘤诊治原则

本书内容丰富，图文并茂，适合整形外科、皮肤科、普通外科、肿瘤外科及其他相关科室医师阅读，是一本通俗易懂的、适用于基层医师的参考书。

本书在编写中难免存有不妥之处，欢迎怀瑾握瑜的学界同仁批评指正。

编委会

目　录

第一章　常见体表肿瘤

第一节　来源于皮肤的肿瘤

一　脂溢性角化病

脂溢性角化病是最常见的良性肿瘤（图 1-1-1）。主要见于 40 岁以上的成年人，因此又称为老年疣或老年斑，也称为基底细胞乳头瘤。发病原因与年龄增加、皮肤逐渐老化和长期慢性紫外线辐射有关。

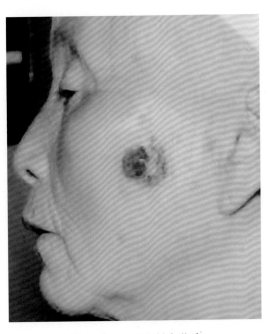

图 1-1-1　脂溢性角化病

脂溢性角化病可发生于除掌跖皮肤之外的任何部位，但躯干和头颈部为好发部位。临床上其数目大小、形态、颜色深浅等方面表现多样。典型临床表现为圆形或卵圆形丘疹或斑块，表面光滑或略呈乳头瘤状，颜色呈浅淡褐色或黑色。随年龄的增加而面积增大，数目增多，直径从 1mm 至数厘米不等，边界清晰。陈旧性损害颜色变异很大，可呈正常皮色、淡褐色、暗褐色或黑色。本病可以单发，但通常多发。一般情况下无任何不适，但如在损伤或激惹（摩擦，药物）后可发生瘙痒、疼痛等不适症状。皮损发展缓慢，极少恶变。

本病一般不需要治疗，但如皮损影响美观，出现红肿、破溃伴疼痛或瘙痒不适时需要进行相应治疗。

治疗方法有冷冻、激光、手术切除等。当诊断不清又高度怀疑为恶性肿瘤时，应及时行手术切除送病理检查，以明确诊断。

二　角化棘皮瘤

　　角化棘皮瘤属于表皮肿瘤的一种，一般认为是良性的（图 1-1-2）。其病因尚不明确，可能与紫外线损伤、免疫紊乱、化学物质感染和遗传相关。多见于老年人，男性多于女性，通常好发于日光照射部位，如眼睑、前臂和手背等。可在数周内从 1mm 的斑疹或丘疹发展至 1~2cm 半球形或圆屋顶形皮肤色结节。结节表面可见平滑的"火山口"，中央充以角栓，皮损光滑发亮，边界清晰，表面可见毛细血管走行。

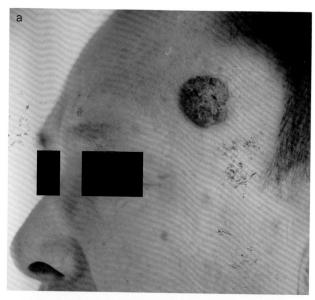

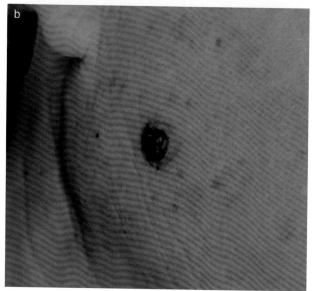

图 1-1-2　角化棘皮瘤

　　角化棘皮瘤是一种生长很快的良性皮肤肿瘤，可自行消退，被认为是皮肤鳞状细胞癌的变异，这些皮损有时与鳞状细胞癌在临床上及组织学上难以鉴别，此时需行病损切除，以明确诊断。

　　皮损较小者可采用激光或冷冻方法，皮损较大者可采用手术切除方法。

三　皮角

皮角是一种局限性锥形角质增生性损害，其高度往往大于横径，形成的凸起的角化性皮损形似动物的角，故称为"皮角"。本病多见于40岁以上长期日晒的老年人，男性多于女性。皮角最常见于面部和头皮，也可见于龟头和眼睑，损害为单发或多发，大小不等，直径2~30mm，呈圆锥形或圆柱形或微弯呈弧形，可高达数厘米。皮角表面粗糙，基底硬，呈肤色，或呈淡黄色至黑褐色，无自觉症状。本病属癌前病变，如在基底出现潮红充血而有浸润生长时，往往考虑为恶变的先兆（图1-1-3）。

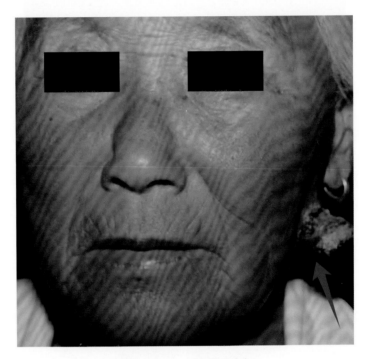

图1-1-3　左面耳下皮角

治疗方法主要是局部手术切除，如病理检查有癌变，则需进一步行扩大切除术。

四　睑黄瘤

睑黄瘤即发生于眼睑部的黄色瘤，是一种常见的位于眼睑皮肤的良性肿瘤，由于脂质代谢异常引起脂质沉积于眼睑部位，常对称发生于双上睑内眦部，单发或多发，表现为形态不规则、大小范围不等的黄色或橙色扁平斑块，微微高出皮肤，与正常皮肤截然分开。原发者常有家族高脂蛋白血症，可伴或不伴有血脂异常（图1-1-4）。

本病以中老年人多见，30~50岁为发病高峰期，女性高于男性。如个人觉得影响美观而造成心理困扰，可通过三氯醋酸、冷冻、激光及手术切除等方法治疗。不同治疗方法可联合应用，若高脂血症没有得到有效控制，睑黄瘤还会复发。

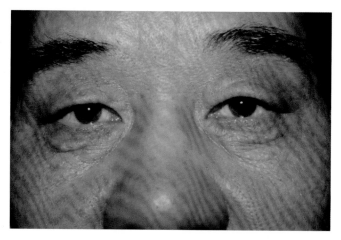

图 1-1-4　睑黄瘤

五　基底细胞癌

　　基底细胞癌是皮肤癌中最常见且发病率很高的肿瘤。在眼睑肿瘤中，基底细胞癌居第 1 位（约占 50% 以上），基底细胞癌又称为基底细胞上皮癌，是常常发生于有毛部位的表皮基底细胞或皮肤附件的一种低度恶性肿瘤。它的重要特点是生长缓慢、极少转移，但侵蚀性强，故又称侵蚀性溃疡。

　　基底细胞癌多见于老年人，发病与日光照射有密切关系，好发于日光照射的头、面、颈及手背等处，尤其是面部较突出部位（图 1-1-5 ~ 图 1-1-11）。

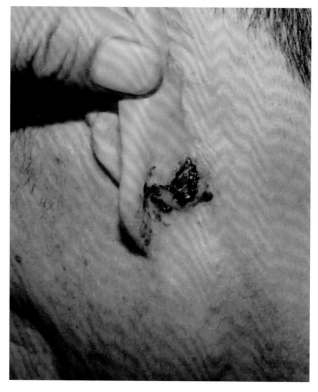

图 1-1-5　左耳后基底细胞癌

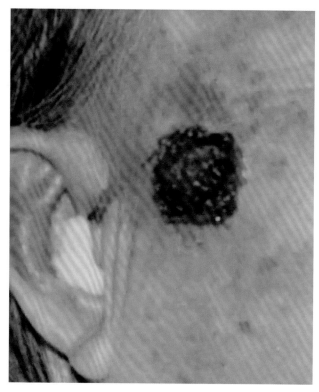

图 1-1-6　右面部基底细胞癌

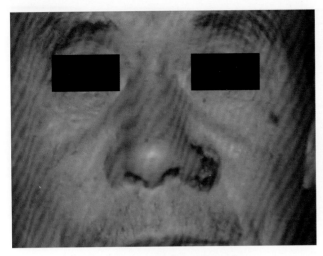

图 1-1-7　左鼻唇沟基底细胞癌

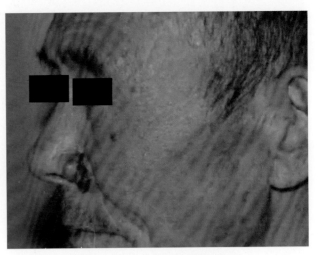

图 1-1-8　鼻唇沟基底细胞癌

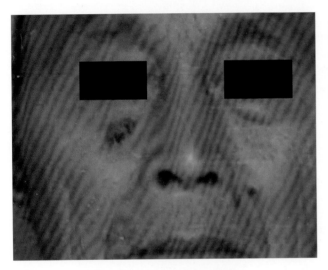

图 1-1-9　右面部基底细胞癌

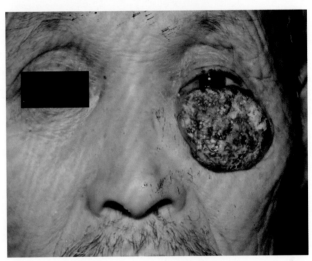

图 1-1-10　左下睑部基底细胞癌

　　基底细胞癌早期表现为肤色至暗褐色浸润小结节，表皮较薄，较典型者为蜡样或半透明状结节，常可见到雀斑状的小黑点，也可表现为淡红色苔藓样丘疹，表面稍有角化或伴有小而浅表的糜烂、结痂或浅表溃疡，多无炎症反应。后期基底细胞癌可逐渐发展为以下几种临床类型：

　　（1）初起结节溃疡型：损害为小结节，中央容易破溃，溃疡呈扁平状边缘内卷，可见毛细血管扩张，愈后留有瘢痕；或呈中心坏死，向深部组织扩展蔓延，呈大片状侵袭性坏死，深达软组织和骨组织。

　　（2）色素型：与结节溃疡型不同之处为在皮损表面有黑褐色色素沉着。

　　（3）浅表型：损害为淡红色或黄褐色鳞屑性斑片，边缘清晰，形态不规则，外周有线状蜡样边缘，皮损可发生破溃，形成浅溃疡，愈后留有瘢痕。

　　（4）硬化型：表现为瘢痕样斑块，边界不清，后期可发生破溃，也可侵犯肌肉和骨骼。

　　基底细胞癌以外科手术治疗为主，应行扩大切除术，必要时行扩大切除后皮瓣转移修复及植皮术，预后较好。

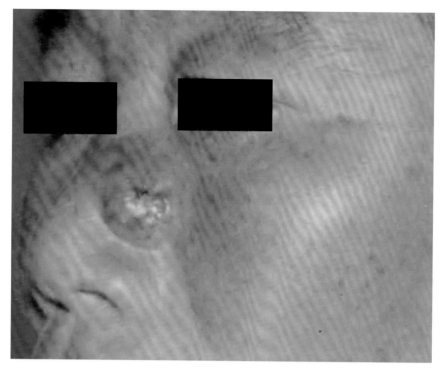

图 1-1-11　左侧鼻唇沟上部基底细胞癌

六　鳞状细胞癌

鳞状细胞癌，通常简称为"鳞癌"。其癌组织结构近似正常表皮，故亦称为表皮样癌。系起源于表皮或附属器角质形成细胞的一种恶性肿瘤。病变主要从有鳞状上皮覆盖的皮肤开始，皮肤和结膜交界处、睑缘是其多发部位，此类癌恶性程度较基底细胞癌高，较易发生淋巴结转移。

本病多发于 50 岁以上男性。常见于面部、头皮、下唇、手背、前臂、阴部等处。尤其是皮肤和黏膜交界处更易发生。多继发于原有皮疹的基础上，如色素性干皮病、老年性角化病等，很少发生于正常皮肤，慢性溃疡不断扩大，边缘隆起，常是恶变的先兆（图 1-1-12 ~ 图 1-1-16）。

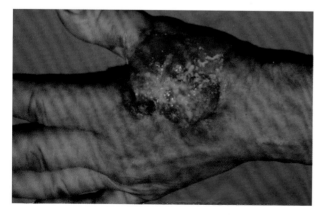

图 1-1-12　左手虎口处鳞状细胞癌

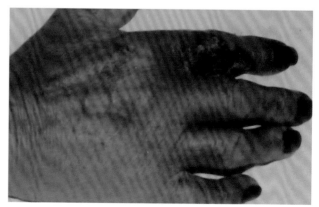

图 1-1-13　右手食指背侧鳞状细胞癌

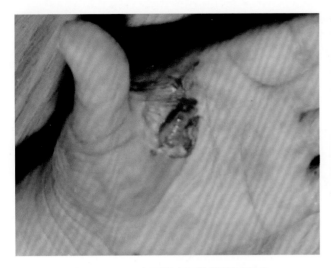

图 1-1-14 左手掌虎口处鳞状细胞癌

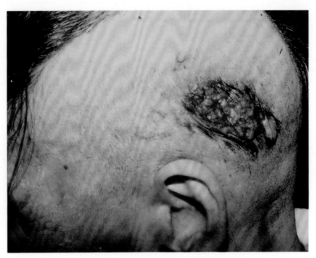

图 1-1-15 左颞枕部鳞状细胞癌

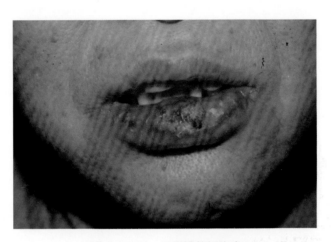

图 1-1-16 下唇鳞状细胞癌

　　本病早期临床表现为暗红色坚硬的疣状小结节，表面毛细血管扩张，中央有角质物附着，不易剥离，用力剥后可出血，皮损逐渐扩大，形成坚硬的红色斑块，并向周围浸润。触之较硬，并可迅速扩大形成溃疡，溃疡向周围及深部侵犯，可深达肌肉与骨骼。损害可互相粘连形成坚硬的不易移动的肿块，溃疡基底部为肉红色，有坏死组织、脓液、臭味，易出血，溃疡边缘隆起，可外翻如菜花状，有明显炎症，患者自觉疼痛。鳞癌易于转移，早期可见局部淋巴结肿大，晚期常有全身症状，如发热、消瘦、恶液质等。

　　鳞癌的治疗：皮肤表面的鳞状细胞癌，一旦确诊需要尽快行扩大切除术，如果发现早尚未突破基底膜，还属于原位癌，手术切除根治效果非常好。但如果发现较晚，肿瘤比较大，突破了基底膜，则有转移可能，除扩大切除外，还要行局部淋巴结清扫。

七 甲状舌骨囊肿

　　甲状舌骨囊肿是一种先天性囊肿，源于甲状腺舌骨的残余上皮。胚胎时期甲状腺是由口底向颈部延伸的甲状舌骨下端形成的。甲状舌骨通常在胎儿发育至第 5 周时即行退化闭锁。若甲状舌骨退化不全，即可形成先天性囊肿。

　　甲状舌骨囊肿可见于任何年龄，一般多于 20 岁之前发现。主要症状为颈前正中线上，在舌骨与甲状软骨之间有圆形光滑、界限清晰的囊性肿物。囊肿一般不大，吞咽或伸舌时可随之向上移动。

治疗方法是手术切除，切除范围应含囊肿周围的筋膜和肌肉直达舌骨处，必要时连同舌骨中段一起切除，以免复发。

八　腮裂囊肿

腮裂囊肿是一种先天性良性病变。源于胚胎发育过程中腮弓和腮裂不能够正常发生融合或是闭锁不全而形成的囊肿。临床上多见于青少年或中年。囊肿常发生于颈部一侧，位于颈上部舌骨水平，胸锁乳突肌上 1/3 的前缘附近。囊肿发展缓慢，无痛，表面光滑，界限清晰。触之有波动感，穿刺可见黄色浆液性样黏稠性液或白色乳汁样液。

治疗可密切随访，必要时需行手术切除。

九　瘢痕癌

瘢痕癌是由各种原因所致的皮肤瘢痕或瘢痕疙瘩发生癌变，多见于不稳定瘢痕或瘢痕破溃，经久不愈的溃疡（图 1-1-17 ~ 图 1-1-20）。也可见于下肢慢性溃疡及慢性骨髓炎的窦道瘢痕组织，放射性溃疡发生癌变的概率较高。瘢痕癌的潜伏期较长，短则几年，长则几十年。其恶变无不经过创面反复溃疡，经久不愈的慢性溃疡阶段。初期为瘢痕处破溃，出现溃疡或由小丘疹逐渐扩大破溃，经久不愈，在长期不愈的溃疡边缘逐渐隆起，触诊易出血，外观如火山样或菜花样，伴有明显坏死，溃疡处分泌物多、恶臭等时要

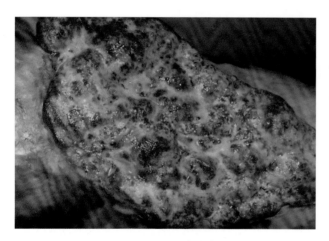

图 1-1-17　瘢痕癌

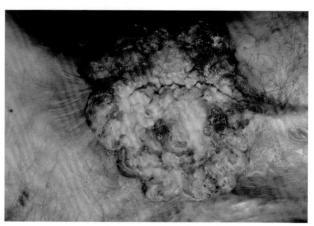

图 1-1-18　瘢痕癌

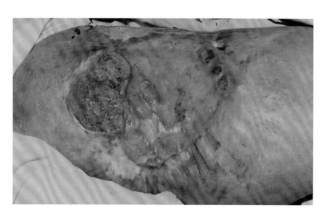

图 1-1-19　瘢痕癌

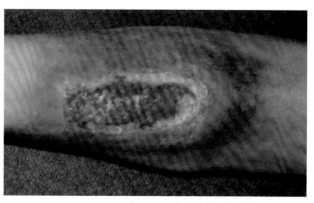

图 1-1-20　慢性溃疡癌变

高度怀疑瘢痕癌变。此时要及时做病理检查，与溃疡感染相鉴别。由于有时溃疡处有癌变，而其他部分仍然是慢性炎症及肉芽组织，因此，当怀疑癌变时，应重复多次多处进行活检，方能确诊。

瘢痕癌多为鳞状细胞癌，少部分为基底细胞癌。由于其基底为坚硬瘢痕组织，一般病情发展缓慢，不易发生扩散和转移。如果癌细胞扩张到正常组织，即可迅速播散蔓延并发生转移，病灶附近的区域淋巴结肿大。瘢痕癌的治疗可采用激光及手术扩大切除。

瘢痕癌的预防：早期妥善处理创伤或较深的烧伤创面，及时清创控制感染，尽早消灭创面，减少或避免瘢痕及瘢痕疙瘩形成。其次应及早治疗增生性瘢痕、不稳定性瘢痕及瘢痕疙瘩。在日常生活中注意保护皮肤瘢痕组织，平时尽量减少对患处的机械、化学、热力的刺激。内衣最好穿纯棉制品，避免因反复牵拉、摩擦导致溃破感染的发生。

十 疣

疣指的是病毒感染导致的皮肤局部增生。临床上病毒感染的疣主要分为两大类：

（一）人乳头瘤病毒（HPV）感染皮肤

（1）寻常疣：俗称"刺瘊""瘊子"，可发生在身体的任何部位，手部多见。好发于手指、掌跖部。手外伤或在水中长期浸泡是常见的诱因。表现在皮肤表面以上形成角化增生性疣状损伤，表面粗糙，呈刺状，初起为针尖大小丘疹，渐增至豌豆大或更大，呈圆形或多角形。起始为一个，长期不变或不断增多，有时可自身接种。

（2）扁平疣：主要见于青少年，常发生于面部、手背和前臂。主要表现为皮肤表面疣状扁平状丘疹，表面光滑，皮肤呈正常肤色或浅褐色，大多数数目较多，多数密集。

（3）丝状疣：常见于颈部和眼睑。主要表现为单个或多个细软的丝状突起，正常皮色或棕灰色。一般无自觉症状。

（4）尖锐湿疣：属常见性传播疾病。好发于外阴或外生殖器、肛门等部位。损伤初起为细小淡红色丘疹，以后逐渐增大增多，单个或群集分布，湿润柔软，表面凹凸不平，呈乳头样、鸡冠样或菜花样突起。治疗后容易反复发作。

（二）痘病毒感染皮肤

传染性软疣：多发生于儿童和妇女，表现为皮肤颜色的小丘疹。表面呈蜡样光泽，中间有脐凹。治疗方法主要为药物、冷冻、激光、电灼或手术刮除及切除等。

第二节 来源于皮肤附属器的肿瘤

一 皮样囊肿

皮样囊肿是胎儿发育期间皮肤组织异常发育所致，其病因尚不明确。本病可发生于体表任何部位，尤以眼眶眉部外侧鼻梁及其周围最常见。

临床表现为皮下无痛性结节，随年龄增长而缓慢增大，直径一般为 0.5~5cm，结节通常单个出现，呈圆形，病变表面皮肤颜色与周边皮肤颜色相近，活动度较小。有的结节凸出皮肤表面呈半球形隆起，患者通常没有明显的症状，超声检查可列为首选，可明确囊肿大小、形状、边界及囊肿内的物质成分。

有效治疗方法为手术切除。

二 表皮样囊肿

表皮样囊肿是指位于皮肤或皮下组织浅层，由表皮包绕的囊肿，表皮样囊肿可以是原发性的，也可起源于破坏的毛囊结构或多种原因，如外伤致表皮细胞植入真皮而发病，系真皮内表皮细胞增生、角化、角质物局限性聚集所致。通常好发于头面、颈和躯干部位（图1-2-1），植入性囊肿也常见于手掌及趾端等。

表皮样囊肿临床表现为单发或数个硬的圆形结节，有弹性，肤色正常，囊肿直径从数毫米至数厘米不等，基底可以推动，浅层常与皮肤有粘连，生长缓慢，囊肿中央可以有小孔，通常没有症状，合并感染时表面皮肤红肿，囊内可有积脓。

治疗方法以手术连同囊壁完整切除为佳，或做一小孔，用刮匙挤出内容物，将囊壁刮除，通常亦可逐渐愈合，有感染时先用抗生素药物控制，待其炎症消退后再行手术。

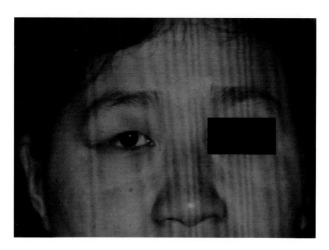

图 1-2-1　右上睑表皮样囊肿

三 皮脂腺囊肿

皮脂腺囊肿俗称"粉瘤"，主要是由于皮脂腺排泄导管阻塞，皮脂腺囊状上皮被逐渐增多的内容物膨胀所形成的潴留性囊肿。可发生于任何年龄，青壮年多见。好发于头皮、颜面部和前胸后背等皮脂分泌旺盛部位。肿物呈球形，单发或多发，大小不等，小者数毫米，大者近10cm，中等硬度，有弹性，高出皮肤平面，与皮肤有粘连，不易推动，表面光滑无波动感，其中心部位有针头大脐孔凹样开口，一般无自觉症状，如继发感染时，可有疼痛、化脓，囊肿在外力下可以破裂而暂时消退，但形成瘢痕容易复发。

皮脂腺囊肿一般不能自行消退，根治方法是手术切除整个囊肿，包括全部囊壁，对已合并感染的皮脂腺囊肿，应在感染完全控制后再手术切除病灶。对于局部感染不能控制或已合并脓肿者，应切开引流并适当应用抗生素治疗，如在脓肿切开时，能小心地将囊壁全部去除，最终亦可痊愈，不会复发。

四 皮脂腺瘤

皮脂腺瘤又称为皮脂腺上皮瘤，是由分化不全的皮脂腺增大引起的一种良性肿瘤，常见于长期日光暴晒的人，男性多于女性。好发于头皮、面颊、颈部等。常表现为圆形结节，直径小于1cm，表面光滑呈淡红色、黄红色或正常肤色。一般为单发，偶有多发，或表现为类似丘疹样增生皮损，常年不消。也可发生于脂溢性角化或皮脂腺痣的皮损中，多发性皮脂腺瘤是 Muir-Torre 综合征的一种表现。

治疗：外科手术切除。

五　皮脂腺癌

皮脂腺癌是一种来源于皮脂腺细胞的恶性肿瘤，发病原因不明，多见于 60 岁以上的老年人。本病分为眼周皮脂腺癌和眼外皮脂腺癌，前者约占 75%。

临床表现：眼周皮脂腺癌好发于双眼上睑，初期易误诊为睑结膜炎，睑板腺囊肿，主要表现为黄色小结节或斑块样皮损，生长缓慢，眼外皮脂腺癌好发于头颈部，常表现为单个淡红色结节或斑块，可出现溃疡。

治疗：手术扩大切除，眼周皮脂腺癌切除手术要兼顾眼睑功能及外形修复。眼外皮脂腺癌应早期行手术扩大切除，预后较好。晚期已侵及邻近组织，手术预后较差。

六　汗管瘤

汗管瘤最常见于眶周区域，尤其是眼睑，也可好发于颈部、胸腹部等处。临床表现为皮损呈粟粒大小，为多发性，淡褐色丘疹，稍高出皮肤表面，表面有蜡样光泽。病理学表现为真皮浅层基底样细胞形成的囊腔样结构，腔内含无定型物质。最特征性表现是一端呈导管状，另一端为实体条索形如逗号或蝌蚪状。

汗管瘤为良性肿瘤，可不予治疗。若有美容要求，可试行电解治疗或二氧化碳激光及手术切除等治疗。

七　汗腺瘤

汗腺瘤是一种良性皮肤附属器肿瘤，是由汗腺上皮增生而成。目前认为汗腺瘤具有顶泌汗腺来源，也有小汗腺来源。好发部位常见于下睑区，其次为面颊及颈部，偶发于胸腹部。常见临床表现为单个，真皮内或皮下的实性或囊性结节。直径为 0.5～3cm，颜色通常较皮肤颜色淡或呈淡黄色、浅褐色。有的表面破溃，有浆液样渗出。汗腺瘤是良性肿瘤，可采用激光、外科手术切除治疗。

八　汗腺癌

汗腺癌是发生于汗腺分布区域的一种少见的皮肤附属器恶性肿瘤，发病原因不详，好发于中老年，女性多于男性。依据分布区域不同，可分为大汗腺癌和小汗腺癌。

大汗腺癌：较少见，男女均可患病。多见于腋下、乳晕与会阴部等。常单发或多发，质硬，结节与皮肤常有粘连，呈外凸性生长，直径多在 2cm 以上，肤色正常或略显淡红色、紫色，可无自觉症状。病灶大时可有破溃，发展成菜花状，伴有疼痛。病程一般较长，发展慢，少数生长迅速，可出现远处转移。

小汗腺癌：较多见，好发于头皮和面部（如眼睑）、肢体（如手、足）。常为单个结节或为浸润性斑块。在头皮处可引起秃发，生长速度较快。

治疗：应行手术广泛切除，以防复发。该病对化疗及放疗均不敏感。

九 毛母细胞瘤

毛母细胞瘤是指主要向毛囊生发部分分化的良性肿瘤。临床不常见，是良性肿瘤，可采用激光、电烧灼术、手术切除治疗。部分毛母细胞瘤患者可治愈，预后良好（图1-2-2）。

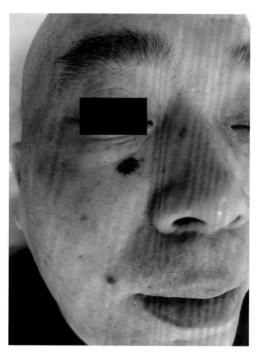

图 1-2-2　毛母细胞瘤

十 毛发根鞘癌

毛发根鞘癌是来源于毛囊漏斗部，向毛囊外根鞘分化，具有局部侵袭性的低度恶性肿瘤（图1-2-3）。好发于面颈部暴露部位，多见于50岁以上的中老年人。

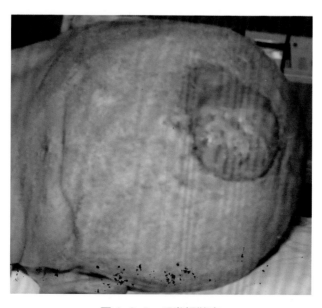

图 1-2-3　毛发根鞘癌

临床表现：皮损为结节状或斑块样，表面常发生溃疡及结痂，表现为单个淡红色或皮色，直径通常为 0.5 ~ 2.0cm，也可出现淋巴转移。

治疗：手术扩大切除。

第三节　来源于脂肪组织的肿瘤

一　脂肪瘤

脂肪瘤是由脂肪细胞构成的良性肿瘤，多发生在人体各部位皮下，好发于躯干四肢（图 1-3-1）。

脂肪瘤多数无任何症状，通常表现为在人体某部位有单发或多发的圆形或扁平圆形包块，质地柔软，可移动，与周围组织无粘连。表面皮肤正常，肿瘤大小不一，从 1 ~ 2cm 到 10 ~ 20cm，数量不定，可数十个。此瘤在人体上可长期存在，生长缓慢，瘤体可保持一定体积不变，如无外观及功能障碍，可不予治疗。如瘤体突然增大，并有局部皮温增高，应及时手术切除活检，以防恶变。

组织病理：脂肪瘤大体标本切面为淡黄色，多可见瘤体有完整包膜，瘤体纤维分隔成大小不一的小叶状，显微切片内可见成熟的脂肪细胞群集成小叶状，周围有多个不等的结缔组织间质及毛细血管包裹。

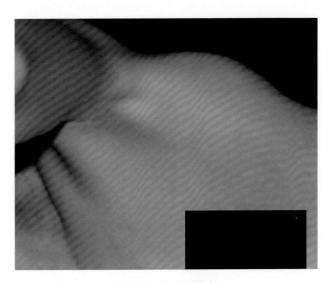

图 1-3-1　脂肪瘤

二　脂肪肉瘤

脂肪肉瘤是成年人常见的软组织肿瘤。绝大多数发生在躯干四肢和腹膜后部位。病因不详，多在 40 ~ 60 岁发病，儿童发病少见，男性多于女性。

临床表现：发生于体表的脂肪肉瘤早期表现为生长缓慢、无痛性增大的软组织包块，容易误诊为普通脂肪瘤和神经纤维瘤。后期可生长迅速或伴有局部皮温增高或出现压迫症状。

治疗：应行脂肪肉瘤扩大切除术。因脂肪肉瘤淋巴结转移较为罕见，多无必要行引流区淋巴结清扫。肿瘤内脂肪含量越高，预后相对越好。

三 多发性脂囊瘤

多发性脂囊瘤可发生于各年龄阶段。可出生即有，或青春期，或其后不久发生，可有家族史，大多数呈常染色体显性遗传。皮损好发于前胸中下部，也可侵犯腋窝、上臂、腹部、阴囊及大阴唇等处，严重者可呈全身性，掌跖除外。

临床表现为多发性、大小不一的囊性结节，早期皮损小，呈圆顶半透明状，直径为数毫米至 20mm 或更大，其表面皮肤可呈正常肤色或淡蓝色或淡黄色，表面光滑，质地柔软或坚硬，可以移动，一般无自觉症状。

治疗：一般无须治疗，较大者可行手术切除缝合，亦可在其表面做小切口，或用激光在囊壁表面穿孔后挤出内容物，可能时牵引出囊壁。囊壁未切除者常易复发。

第四节　来源于纤维组织的肿瘤

一 纤维瘤

纤维瘤是由纤维结缔组织组成的良性肿瘤，根据其性质又可分为软纤维瘤和硬纤维瘤。

（一）软纤维瘤

软纤维瘤又称为皮赘，常见于中老年人。常见为多发乳头状或多发丝状或有蒂，呈松弛悬挂瘤状。质地柔软，表面光滑。皮肤呈正常肤色或稍有色素增生。有增大趋势可行手术切除。

（二）硬纤维瘤

硬纤维瘤比较少见，因其纤维组织多，细胞少，质地较硬，故称为硬纤维瘤。好发于腹壁肌肉内，也可发生于其他部位的横纹肌组织，它的特点是生长缓慢、无痛、坚硬有浸润性生长而无包膜，与周围界限不清。一般虽认为它是一种良性肿瘤，但因浸润性生长，局部切除后易复发，且易变为恶性纤维肉瘤。临床上对硬纤维瘤应早期行扩大切除手术。切除后形成创面，按修复原则进行处理（图 1-4-1）。

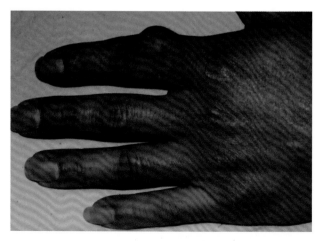

图 1-4-1　硬纤维瘤

二　纤维肉瘤

纤维肉瘤是以成纤维细胞为主，并含有胶原纤维的恶性肿瘤。较为常见，可发生于身体多部位，四肢多于躯干，好发于下肢（图1-4-2、图1-4-3）。男性多于女性，可在任何性别及年龄段发生，在30~70岁之间发病率高。

纤维肉瘤生长较缓慢，病程长短不等，从数周到数十年。一般无特殊症状，常以单发无痛性肿块逐渐增大为主要早期表现。肿瘤直径可达10cm或更大。肿瘤既可向深部生长，侵犯肌肉和肌腱，甚至直达骨髓，又可呈外突性生长，呈蘑菇状。肿瘤因胶原含量不同，质地或硬韧或较软，多数为中等硬度，常易与脂肪瘤、神经纤维瘤、血管瘤及平滑肌瘤相混淆，应注意鉴别，这些良性肿瘤一般都具有较长病史、生长速度极慢、活动度大等特点。

纤维肉瘤应以手术切除为主要治疗方法。手术应行广泛扩大切除，包括瘤体外3~5cm的正常组织在内及瘤体基底部筋膜。如肿瘤侵犯某一肌群，应同时切除该肌群肌肉起止点。

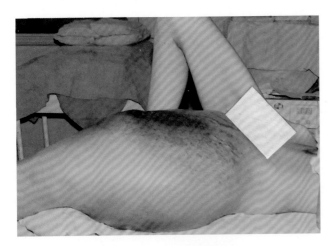

图1-4-2　左大腿纤维肉瘤

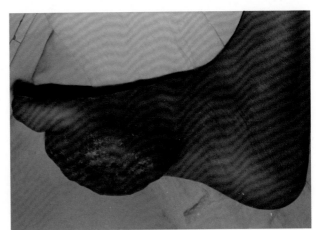

图1-4-3　右足底纤维肉瘤

三　隆突性纤维肉瘤

隆突性纤维肉瘤是一种生长缓慢，起源于皮肤，并可扩展至皮下组织的局限性、低度恶性的纤维肉瘤。多见于青年男性。好发于躯干、四肢近端等部位，偶见侵犯头部（图1-4-4~图1-4-7）。

本瘤初起为隆起性斑块或结节，向皮肤外凸出，亦可深部发展，可呈分叶状，亦可呈跳跃性或蟹脚样生长方式。病灶大小为几厘米至数十厘米，肿块质硬。常为单发，亦可融合成块，生长缓慢。可在数年无自觉症状，个别病例有轻中度疼痛。亦可见病损部位溃烂出血。本病呈局限性侵袭，偶有广泛播散，罕见转移。

本病因除具有向皮肤外凸出生长的特点外，还有侵犯性生长的特点，切除不净，局部极易复发。

手术是治疗本病的主要方法。手术时应将肿瘤边缘3~5cm的组织一并切除，并将基底超层次切除才能得以根治。

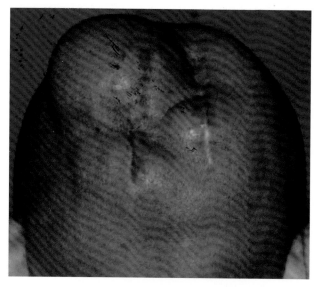

图 1-4-4　头顶隆突性纤维肉瘤

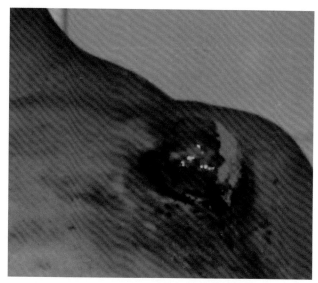

图 1-4-5　左胸壁隆突性纤维肉瘤

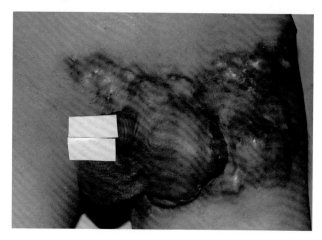

图 1-4-6　隆突性纤维肉瘤 16 次手术后复发

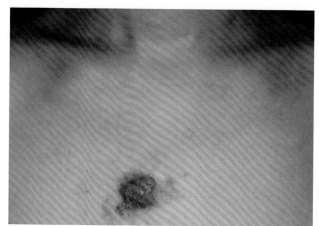

图 1-4-7　胸壁隆突性纤维肉瘤

四　滑膜肉瘤

　　滑膜肉瘤是源于关节滑膜及腱鞘滑膜的软组织恶性肿瘤。常见于膝、腕、肘、肩关节，手、足等部位亦可见，也可发生在肌腱及筋膜上。临床表现为关节附近的无痛肿块。质地中等，可有不同程度疼痛及肢体活动受限。可通过 CT、同位素检查及活检确定诊断。

　　滑膜肉瘤的治疗应行手术广泛切除，切除不彻底可复发（图 1-4-8）。

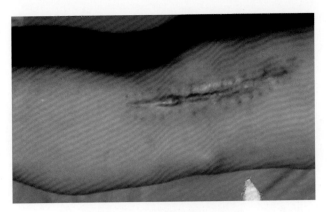

图 1-4-8　滑膜肉瘤术后复发

五　腱鞘囊肿

腱鞘囊肿是指关节或肌肉附近发生的囊肿，可分为单发或多发。囊肿与关节滑膜类似，腔内贮有胶状黏液，多附着于关节囊上，腱鞘内或与关节腔腱鞘互相沟通。腱鞘囊肿多发生于腕关节背侧、足背面、踝部、手指掌侧或背侧、膝关节侧面及腘窝，此病多发生于青壮年男女。囊肿生长缓慢，除肿块外无其他症状。检查时可摸及一个外形光滑、边界清晰的圆形肿块，表面皮肤可推动、无粘连，压之有酸胀或痛感，触诊时呈饱胀感，有时有波动感，B超可确诊。

治疗：小型囊肿可自行消退。非手术治疗，可挤压囊肿，使之破裂，加压包扎，方法简单，复发率高。可行手术切除囊肿。

六　腘窝囊肿

腘窝囊肿系指腘窝深部滑囊肿大，或膝关节滑囊向外膨出的统称。囊肿常位于腘窝内侧或外侧，常与关节相通，可引起膝关节疼痛和发胀，并可触及有弹性的软组织肿块。检查时将膝关节伸直，囊肿张力即增高，但若将膝关节屈曲，囊肿即变柔软，如囊肿与膝关节相通，在持续压迫下，有时可能变小。B超检查可见滑囊液性暗区，边界清晰，可明确诊断。

治疗：如腘窝囊肿较小，不影响膝关节正常屈曲活动，可以不做特殊处理，随访观察即可。如腘窝囊肿较大，压迫血管神经引起相应症状，一般可以考虑手术切除。

第五节　来源于脉管组织的肿瘤

一　血管瘤

血管瘤是由血管组织形成的肿瘤，是一种血管发育畸形而非真性肿瘤。血管瘤属良性肿瘤，生长缓慢，按传统分类，血管瘤可分为 3 种。

（一）毛细血管瘤

1. 草莓状血管瘤

是由胚胎期间血管内皮细胞异常增生而形成的，常见于皮肤浅表的毛细血管瘤。多数于婴儿出生时即可见，似草莓状，呈鲜红或紫色，边界清晰（图1-5-1）。形态不规则，大小不等。以手指压迫肿瘤时，颜色褪去，压力去除，颜色恢复常态。多见于面颈部，躯干、四肢亦可见，此瘤一般有自然病程，有增生期、稳定期和消退期，具有自然消退的特征，可以密切随访观察。对激素治疗有效。

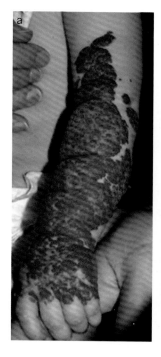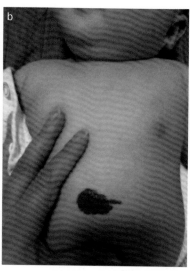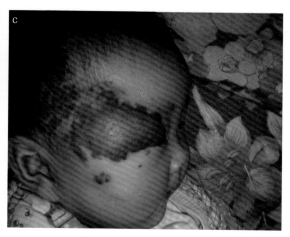

图 1-5-1　婴幼儿血管瘤（草莓状血管瘤）

2. 葡萄酒色斑状血管瘤

又称鲜红斑痣（图1-5-2~图1-5-7）。由真皮内毛细血管及后微静脉扩张所致，属于先天性毛细血管畸形。出生时即可见，在婴幼儿期表现为粉红色或红色，病灶平坦，边界清晰。压之可褪色，可分布于身体任何部位，多数位于头面部及颈部，其中又以面部三叉神经分布区域为最多（图1-5-5~图1-5-7）。随年龄增长，颜色常逐渐加深，从深红色到暗红色，紫色或深紫色，病灶等比例增大，逐渐增厚或呈结节状增生，并累及相应区域软组织，影响其正常功能。葡萄酒色斑状血管瘤不能自行消退，手术是主要治疗手段，常可行切除缝合或切除后局部皮瓣转移或切除后植皮等。

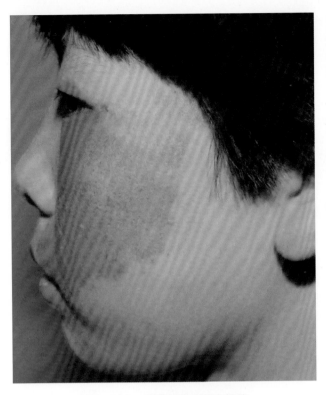

图 1-5-2　葡萄酒色斑状血管瘤

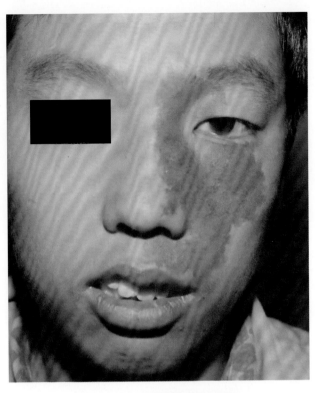

图 1-5-3　葡萄酒色斑状血管瘤

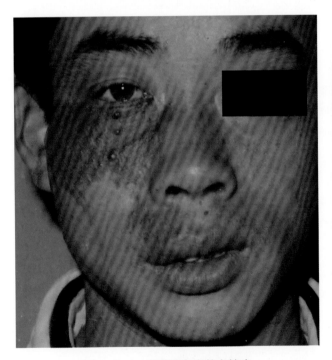

图 1-5-4　葡萄酒色斑状血管瘤

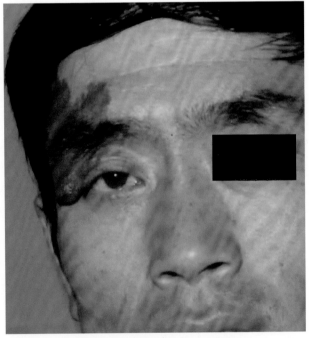

图 1-5-5　葡萄酒色斑状血管瘤

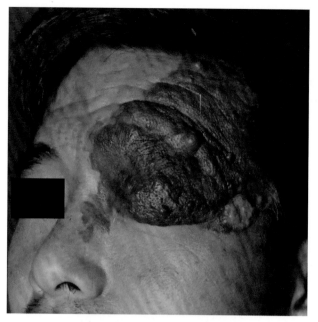

图 1-5-6 葡萄酒色斑状血管瘤

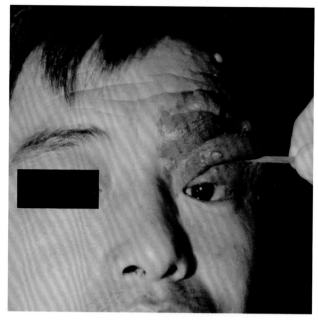

图 1-5-7 葡萄酒色斑状血管瘤

（二）海绵状血管瘤

海绵状血管瘤由扩大的血管腔和衬有内皮细胞的血窦组成，属先天性静脉发育畸形（图 1-5-8）。肿瘤大小不等，外观呈紫色、暗红色、红色结节或斑块，周围有迂曲怒张的小静脉，因其形态质地柔软，均匀似海绵，故名海绵状血管瘤。多见于皮肤和黏膜下、四肢和胸背肌肉处。表现为无自觉症状、生长缓慢的肿块。表浅的肿瘤、皮肤或黏膜呈青紫色，深部者皮色正常。触诊时可扪及肿块柔软，边界不清，无压痛感。无搏动和杂音。血窦大小不一，窦腔内充满静脉血，彼此交通，表面呈半球状或分叶状，挤压可缩小，撤压即恢复。位于头面部时，头低位肿瘤应充血而扩大，恢复正常体位，肿块即恢复原状。

海绵状血管瘤可进一步通过超声检查、磁共振检查或细针穿刺以明确诊断。常用治疗方法有手术切除、放射治疗、冷冻治疗、硬化剂注射及激光照射等。

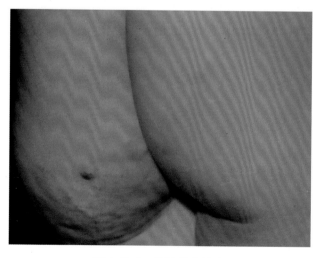

图 1-5-8 海绵状血管瘤

（三）蔓状血管瘤

蔓状血管瘤主要由扩张的动脉与静脉相互吻合而形成，多见于头面部、颈部及四肢。肿瘤高起呈念珠状或蚯蚓状，周围有很多扩张血管，迂回曲折，呈蔓状。局部皮温可有增高，扪之有波动感与震颤感，听诊有吹风样杂音。若将供血动脉全部压闭，上述搏动与杂音消失。

蔓状血管瘤可通过 CT 或 MRI 及 DSA 检查明确诊断，常用治疗方法有手术切除、选择性介入栓塞等。

注：血管瘤是一种常见的血管肿瘤性病变，其病理特征是血管内皮细胞异常增殖，解剖特征是动静脉畸形。迄今为止临床上血管瘤分类繁多：传统分类是在 1863 年由 Virchon 提出的。1982 年 Mulliken 和 Glowacki 依据细胞动力学，结合物理检查和临床病理将血管瘤分为低流量型（毛细血管、静脉、淋巴或混合型）和高流量型（动静脉畸形和动静脉瘘）。2014 年国际血管瘤和脉管畸形研究学会（ISSVA）依据良恶性程度将血管瘤分为：婴幼儿血管瘤、先天性血管瘤、丛状血管瘤、梭形细胞血管瘤、上皮样血管瘤、化脓性肉芽肿（又称为分叶状毛细血管瘤）、卡波西型血管内皮瘤或网状血管内皮瘤（局部侵袭性或交界性血管瘤）、乳头状淋巴管内血管内皮瘤、复合血管内皮瘤、卡波西肉瘤、血管肉瘤、上皮样血管内皮瘤（又称为组织细胞样血管瘤，介于血管肉瘤和血管瘤之间的肿瘤）。还有学者将传统血管瘤分为血管瘤和脉管畸形（静脉畸形、动脉畸形和淋巴畸形）。还有将血管瘤分为浅表型、深部型和混合型等。上述分类可供参考应用。

■ 二　血管球瘤

血管球瘤是一种少见的良性小型血管瘤，是由正常血管球演变而成的良性肿瘤（图 1-5-9）。血管球瘤是位于皮肤中的一种正常组织，可能有控制末梢血管、调节血流量血压及体温的作用。局部受到长期挤压、摩擦温度变化等刺激可诱发血管球瘤。血管球瘤好发于女性指（趾）端或甲下。超声检查血管球瘤轮廓清晰、包膜完整，内部呈低回声。瘤体内及周边血流丰富，呈球状或花篮状。可行局部手术切除，标本送病理。有恶变者则行扩大切除术。

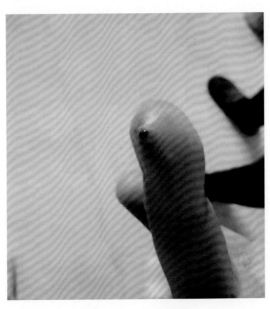

图 1-5-9　血管球瘤

三 淋巴管瘤

淋巴管瘤是由扩张的及内皮细胞增生的淋巴管和结缔组织共同构成的先天性良性肿瘤，内含淋巴液、淋巴细胞或混有血液。按照构成组织的淋巴管腔隙大小不同，传统上习惯把淋巴管瘤分为单纯性淋巴管瘤、海绵状淋巴管瘤和囊性淋巴管瘤。

临床上虽可分为上述3类，但常混合存在（图1-5-10）。

（1）单纯性淋巴管瘤：又称为毛细淋巴管瘤，由细小的薄壁淋巴管组成。常表现为群集深在张力性水疱，组成斑片状，可发生于身体各个部位，但常见于颈、上胸、肢体近端等处，单个水疱直径大小为1~3cm，内似有黏液。

（2）海绵状淋巴管瘤：主要由较大的淋巴窦腔组成，为淋巴管瘤中最常见的一种，大小不定，甚至可侵及一个肢体，病损边界不清，海绵状皮下组织肿块或弥漫性肿胀，质软，硬度如脂肪瘤，表面皮肤颜色正常，如同时伴有血管畸形，皮肤颜色可有改变，呈紫色或暗红色。

（3）囊性淋巴管瘤：又称为囊性水瘤，主要由肉眼可见的巨大淋巴腔系统构成，囊壁由胶原纤维与平滑肌构成。通常多为房性，张力性皮下组织肿块，但不能压缩，大多发生于颈部及腋部。无论单囊或多囊的浅表肿块，均易于向外膨出，而较少向内生长，除非肿块体积过大，一般很少累及气管和食管。

淋巴管瘤一般不会自行消退，通常会继续生长而扩大。淋巴管瘤治疗视情况可考虑行冷冻、激光或手术切除等。

迄今为止淋巴管瘤的治疗方案中手术治疗仍是最重要的选择，一般综合考虑患者年龄、病灶大小、深度、外观及功能影响的程度来决定手术方案。其中，毛细淋巴管瘤因层次浅，切除后可直接选择缝合、皮片移植或皮瓣等方法修复。海绵状淋巴管瘤与囊性淋巴管瘤一般均选择手术切除，其中海绵状淋巴管瘤，病灶弥漫，边界不清，需要耐心分离，尽量完整切除。囊性淋巴管瘤多发生于颈部，除明显影响外观外，对呼吸、吞咽等影响较大，故应行早期手术切除。虽然畸形，累及的解剖层次复杂，分离难度较大，仍应强调尽可能完全彻底地切除。

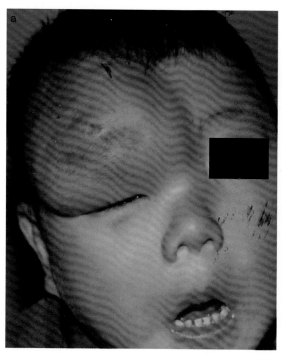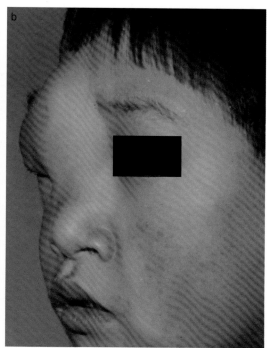

图1-5-10 混合性血管瘤

四 脉管瘤

脉管瘤属于血管和淋巴管发育异常导致的一种病变，不是真正意义上的肿瘤，属于错构瘤的一种。临床上比较少见，头面部是发生脉管瘤的主要部位。传统的治疗方法为手术、冷冻、激光等。

第六节 来源于神经组织的肿瘤

一 神经鞘瘤

神经鞘瘤是起源于神经鞘膜雪旺氏细胞的肿瘤，一般不会侵犯到神经和纤维束，属良性病变。多发生于四肢屈侧，头颈部亦可发生。肿瘤通常为单发，有时多发，大小不等，肿块质地柔软，通常无自觉症状。如肿瘤累及神经组织，可有挤压痛和麻木感，运动障碍很少见，肿瘤生长缓慢。通过外科手术切除后很少复发，不会影响到神经束功能。

二 神经纤维瘤

神经纤维瘤是由神经外膜、神经束膜或神经内膜细胞异常增殖而形成的，可发生于神经末梢或神经干的任何部位（图 1-6-1）。神经纤维瘤好发于真皮或皮下等部位，如四肢、头面、躯干等，常表现为缓慢生长的无痛性软组织肿物。发生于主干神经上，神经纤维瘤呈梭形膨大，并可呈肿胀的串珠状表现，为单发或多发，生长缓慢，少数可有恶变。神经纤维瘤是生长在神经纤维里的肿瘤，发生于主干神经纤维瘤，术中可见正常神经进出肿块，瘤体呈膨胀性生长，累及范围较局限而不形成包膜，当手术切除肿瘤时，需要将神经纤维束彻底切断，切断后会影响神经功能。

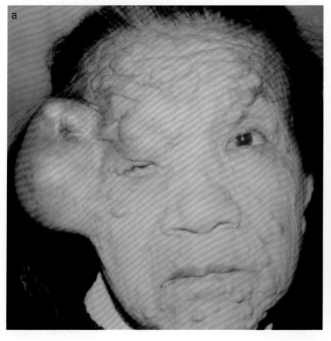
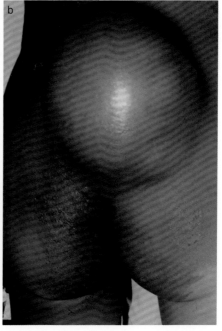

图 1-6-1 神经纤维瘤

三　神经纤维瘤病

神经纤维瘤病大多数为常染色体显性遗传病，是由基因缺陷引起的细胞发育异常而导致的多系统损害。根据患者的基因定位和临床表现不同，一般分为两型：神经纤维瘤病Ⅰ型（NF1）和神经纤维瘤病Ⅱ型（NF2）。

神经纤维瘤病Ⅰ型：主要表现为皮肤出现牛奶样咖啡斑和周围性多发性纤维瘤。多数在幼年时即发现皮肤呈片状棕色或褐色斑片，无明显隆起和凹陷。神经纤维瘤病常见于躯干，特别在腰背部可见数厘米大小褐色斑片，呈卵圆形，边界清晰，或表现为多发性突出皮肤表面的圆形或不规则形柔软肿物。数量不定，从数个至数百个。瘤体表面皮肤光滑或粗糙，肤色可正常或有色素沉着，或表现为巨大隆起性肿物，质软，表面呈淡红色、棕色或褐色。皮肤粗糙，充满皱褶，可引发头面、躯干及四肢畸形。手术是治疗的唯一方法，小的局限者可以完全切除，大而广泛者只能对有损外观或妨碍功能或已有恶变的部位进行选择性切除。对体积大且范围广要彻底切除者，手术要慎重，除考虑创面修复之外，还要严防手术中大量出血，做好技术及物质准备等。

神经纤维瘤病Ⅱ型：又称为中枢神经纤维瘤病或双侧听神经瘤病。病变主要在大脑，除听神经瘤外还有其他脑肿瘤，如脑膜瘤、胶质瘤等。神经纤维瘤病Ⅱ型的临床表现为双侧进行性听力下降、耳鸣、眩晕头晕、走路不稳，以及颅内压增高。手术是主要治疗方法。

四　神经纤维肉瘤

神经纤维肉瘤是一种非常少见的恶性软组织肉瘤，好发于头颈、背部、臀部及四肢（图1-6-2）。临床表现为无痛性肿块，发展缓慢，病程较长。少数病例伴有疼痛，如果肿块影响到附近神经，可表现为相应神经功能障碍。如肿瘤得不到及时治疗，亦可形成巨大肿物溃烂出血，手术是主要治疗方法。广泛切除可降低其复发率，对下肢难以广泛切除者，亦可采用截肢术。

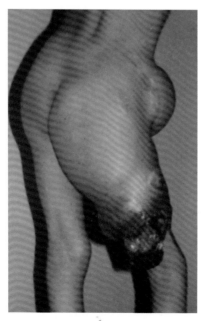

图 1-6-2　神经纤维肉瘤

第七节　来源于黑素细胞的肿瘤

一　色素痣

色素痣多指痣细胞痣，因为含有黑色素细胞形成巢状排列组成又称为黑色素细胞痣，常称为黑痣。黑痣几乎在每个人身体均可发现，少则几颗，多则数十颗，可发生于人体的任何部位，多见于皮肤上，少数亦可发现于口腔、阴道等鳞状上皮覆盖的黏膜上。根据黑痣的出现时间可分为先天性黑痣与后天性黑痣，根据黑痣的黑色素细胞巢在皮肤层次不同部位又分为皮内痣、交界痣、混合痣、黑毛痣、蓝痣等。

（一）皮内痣

皮内痣原指所有痣细胞均位于真皮内的色素痣，这是最常见的黑痣类型。皮内痣表面平坦或高出皮肤表面，常有一根或数根毛发生长，颜色可呈棕色或深黑色，直径通常在1cm以内。皮内痣是一种良性痣，一般可自然存在，无须特殊处理。出现在颜面部的大片黑痣及发生于眼睑附近的黑痣（又称眼睑分裂痣）亦多属此型（图1-7-1、图1-7-2）。为改善外观，可考虑行手术切除后修复。

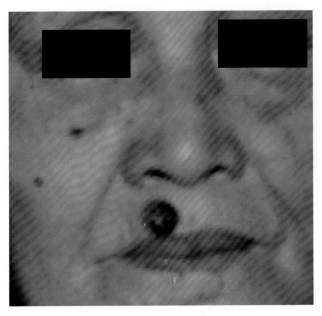 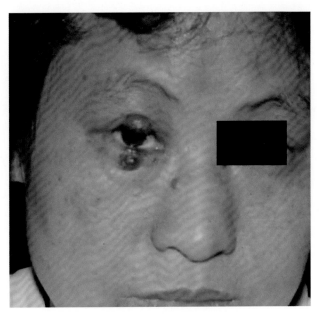

图1-7-1　上唇色素痣　　　　　　　　　　图1-7-2　眼睑分裂痣

（二）交界痣

交界痣因痣细胞分布在表皮与真皮交界处而得名，交界痣表面平坦或高出皮肤表面，呈圆形或椭圆形的色素斑块或丘疹，直径多为1~5mm，颜色可呈淡棕色或黑色，可发生于人体皮肤黏膜的任何部位。发生于手掌、足趾、红唇及外阴部的色素痣几乎均为交界痣。发生于这些部位的交界痣有潜在的恶变概率，应密切注意其变化，甚至可进行预防性切除。

（三）混合痣

混合痣系指痣细胞既可见于真皮内，又可见于表皮与真皮交界处，因具有皮内痣和交界痣的双重特点而命名。混合痣常见于中青年人，表现为轻度隆起的半球形的丘疹或斑丘疹。皮面呈褐色至黑色，边界清晰，常有毛发。四周可见色素呈弥漫性减淡。混合痣可行观察，对有恶变倾向的病变（见第三章第四节）和受慢性刺激及特定部位的混合痣，不论面积大小及形态如何，均应及早进行手术切除。

（四）黑毛痣

黑毛痣又称为先天性黑色素细胞痣，是痣细胞在局部聚集而形成的良性肿瘤。本病为先天性出生时既已存在，可见片状淡褐色斑块，上覆有褐色细绒毛（图 1-7-3～图 1-7-11）。黑毛痣随年龄增大渐变为黑褐色或黑色斑块，上覆数绒毛可渐变为黑色细毛，可发生在身体任何部位，面积可大可小，甚至可达数百平方厘米。巨痣通常为片状，形态不一，呈棕褐色至深黑色，深浅不一，表面粗糙且高低不平，呈疣状或结节状改变，质地柔软，上有中等量毛发，比一般毛发粗黑。据国内外文献报道，巨痣恶变率为1%～30%。因此巨痣可考虑行手术早期切除，既可以改善外观，又可以防止恶变。

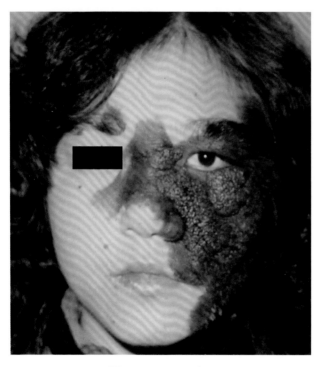

图 1-7-3　黑毛痣 1

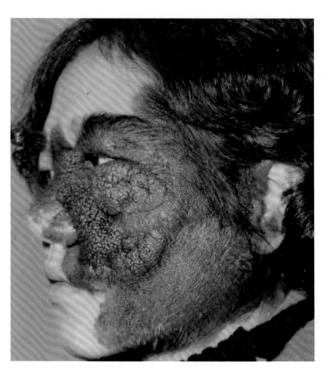

图 1-7-4　黑毛痣 2

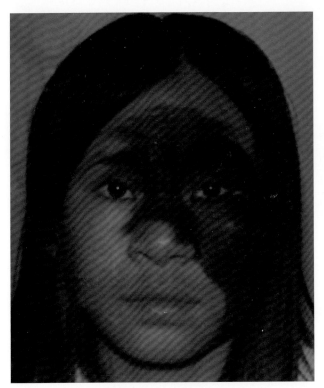

图 1-7-5　黑毛痣 3

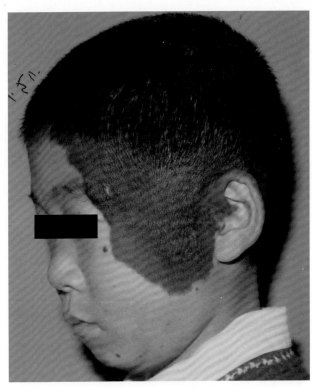

图 1-7-6　黑毛痣 4

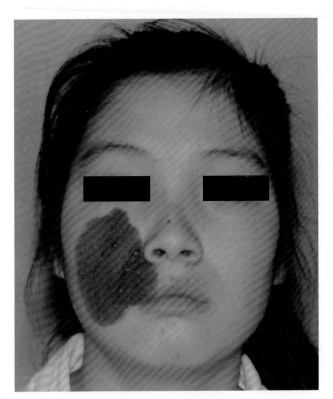

图 1-7-7　黑毛痣 5

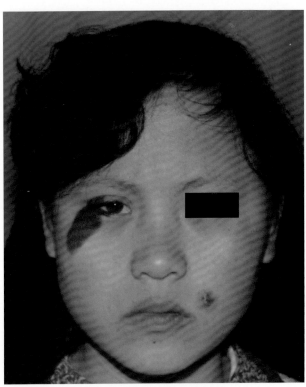

图 1-7-8　黑毛痣 6

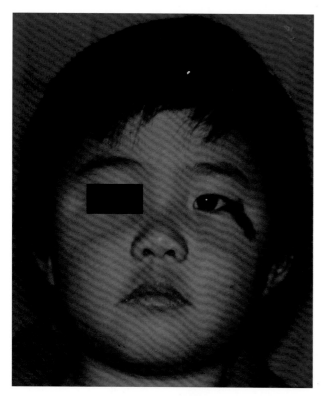

图 1-7-9 黑毛痣 7

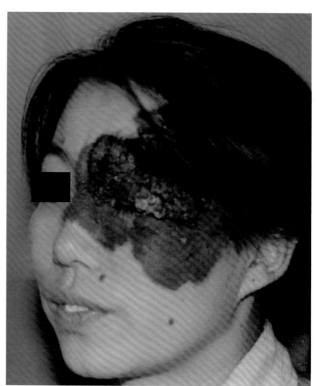

图 1-7-10 黑毛痣 8

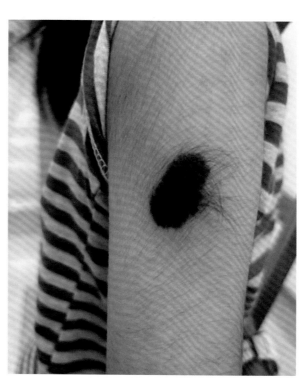

图 1-7-11 黑毛痣

（五）蓝痣（blue nervus）

蓝痣系黑色素细胞成群不规则地集中在真皮下 1/3 处，位置较深，故呈蓝色。通常发生于背部、臀部、手足背及面部，呈棕色至蓝黑色（图 1-7-12、图 1-7-13）。蓝痣因分布层次较深，不宜行激光治疗，应行手术切除为主。

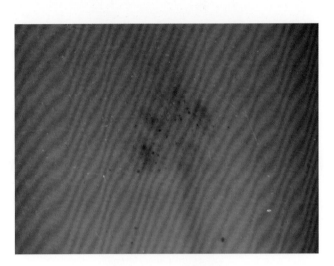

图 1-7-12 背部蓝痣

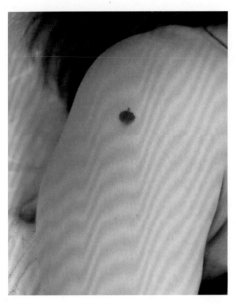

图 1-7-13 上臂蓝痣

二 黑色素瘤

黑色素瘤也称为恶性黑色素瘤，是起源于皮肤黑色素细胞的高度恶性肿瘤。它可由黑痣恶变而来，也可以自行发生。发病原因与长期日光暴露或日晒伤史、长期紫外线暴露史、长期局部慢性损伤、外伤或炎症刺激史，以及家族遗传等有关。

黑色素瘤好发于下肢，其次为头、颈、上肢、躯干、眼、阴唇等处。肢端原位黑色素瘤好发于掌跖、甲床和甲周无毛部位（图 1-7-14 ~ 图 1-7-23）。

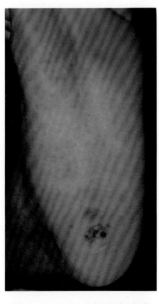

图 1-7-14 足跟黑色素瘤

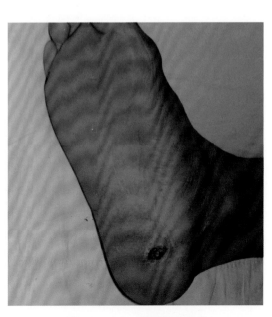

图 1-7-15 足跟黑色素瘤

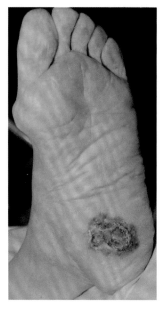

图 1-7-16　足跟黑色素瘤

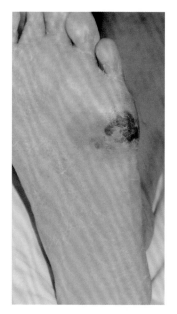

图 1-7-17　左足底外侧黑色素瘤

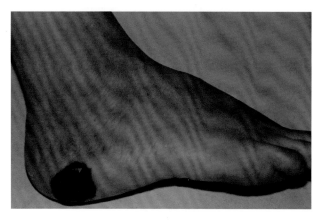

图 1-7-18　足跟外侧黑色素瘤

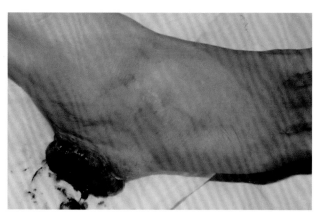

图 1-7-19　足跟外侧黑色素瘤

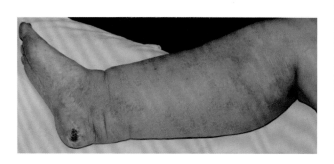

图 1-7-20　足跟内侧黑色素瘤

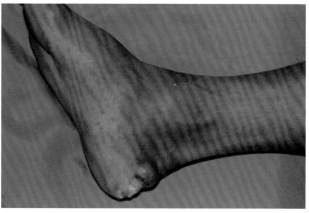

图 1-7-21　无色素性黑色素瘤

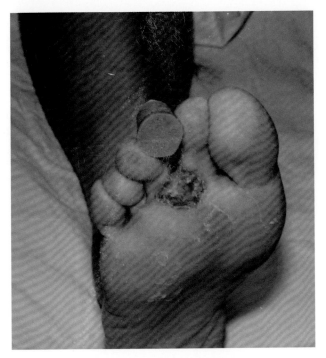

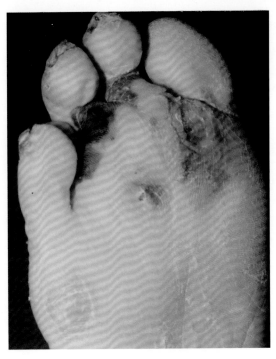

图 1-7-22　足趾间黑色素瘤　　　　　　　　　　图 1-7-23　足趾间黑色素瘤

根据发病方式和预后等特点将黑色素瘤分为两大类：

（一）原位黑色素瘤

原位黑色素瘤指肿瘤细胞仅局限于表皮或粗糙上皮层内，包括雀斑样黑色素瘤、浅表扩散型黑色素瘤、肢端原位黑色素瘤。

（二）侵袭性黑色素瘤

侵袭性黑色素瘤指肿瘤细胞以突破表皮基底层和黏膜上皮层的方式，向真皮及更深层浸润，包括雀斑样黑色素瘤、肢端黑色素瘤和结节性黑色素瘤。早期症状为色素痣突然出现不明原因的快速增大，形状或颜色改变，也可在原来无色素痣部位突发新生的黑褐色斑片或斑块。部分黑色素瘤也可无明显色素沉着。一般无明显疼痛或瘙痒等症状，进一步发展，肿瘤病灶增大，损害隆起，呈斑块或结节状。也可见菌样或菜花样，易破溃出血。如向周围扩散，可出现卫星灶，区域性淋巴结肿大，甚至有远处转移至骨、脑、肺等处的风险。

黑色素瘤早期行手术切除是主要治疗方法，局部切除范围与肿瘤浸润深度和分期有关（详见第三章第四节）。肢端恶性黑色素瘤常需行截指（趾）术。若有淋巴结受侵应行区域淋巴结清扫术。放疗、干扰素、转移因子、白细胞介素 -2 等免疫治疗亦有一定效果。

一 甲状腺肿瘤

（一）甲状腺腺瘤

甲状腺腺瘤是常见的甲状腺良性肿瘤，病理学可分滤泡型和乳头型两种。多见于 40 岁以下女性，起病隐匿，多数见甲状腺孤立结节，少数为多发性结节。肿块位于颈前，常靠近甲状腺颊部。质地柔软，表面光滑，圆形或椭圆形随吞咽上下移动，多无症状。多数在数月或数年后，因稍有不适或肿块达到 1cm 以上或更大而被发现，或在常规体检做 B 超时被发现。肿瘤增生缓慢，一旦肿瘤内出血或囊变，体积可突然增大，且伴有疼痛或压痛，经过一段时间又会缩小甚至消失。

（二）甲状腺囊肿

甲状腺囊肿是甲状腺结节的一种，是甲状腺中发现含有液体的囊状物，也是临床上常见的甲状腺病变，发病原因尚不清楚。目前考虑其发病机制是：①绝大多数是甲状腺组织内部形成的囊性占位性病变。②部分甲状腺腺病为滤泡相互融合而成。③少数为腺病形成后出血坏死所致，根据内容物不同可分为胶性囊肿、浆液性囊肿、坏死性囊肿、出血性囊肿。当囊内压不高时，临床表现同甲状腺腺瘤。当囊内液体多且内压高时，触摸肿块，质地可相当坚硬，B 超检查常有助于鉴别诊断。

（三）甲状腺癌

甲状腺癌是常见的甲状腺恶性肿瘤。病理学可分为：乳头状腺癌、滤泡状腺癌、未分化癌、髓样癌。

乳头状腺癌和滤泡状腺癌：初期多无明显症状，除发现有颈部肿块外，还常有颈部淋巴结肿大。随着病情进展，肿块可逐渐增大、质硬、吞咽时肿块具有移动性。

未分化癌：上述症状发展迅速并侵犯周围组织，晚期可产生声音嘶哑、呼吸困难、吞咽困难、颈交感神经节受压 Horner 综合征。

髓样癌：除颈部肿块外，由于肿瘤本身可产生激素样活性物质（5- 羟色胺和降钙素），因此在临床上可出现腹泻、心悸、面色潮红和血钙降低等症状。

甲状腺肿瘤治疗以手术为主。而手术切除范围和疗效与肿瘤的病理类型有关，提高手术技巧需符合肿瘤切除原则，同时尽量争取保留好神经等功能，提高患者生活质量。对于瘢痕体质及有特殊美容要求的女性患者，也可以行腔镜下颈部无瘢痕的甲状腺手术。腔镜甲状腺手术有多种，可以选择的手术入路有颈部、锁骨下、腋窝—乳晕入路，胸部—乳晕入路，口腔入路等。

二 腮腺肿瘤

（一）腮腺混合瘤

腮腺混合瘤又称为多形性腺瘤，是一种含有腮腺组织黏液和软骨样组织的腮腺肿瘤，其中的黏液和软骨样组织都是由腺组织蜕变而成的。

腮腺混合瘤多见于中年人，临床多于无意中或体检时发现，以耳垂为中心的前方、下方或后方有生长缓慢的无痛肿块，多呈结节状，表面平整或略圆，质地硬度不一，可活动，直径一般为 2~3cm，有包膜，病程可达数年。除面部略有酸胀感外，无面神经损伤、区域淋巴结肿大。

腮腺混合瘤性质属于临界肿瘤。手术时要将部分腺体同时切除，否则容易复发。应在保留解剖面神经的前提下切除肿瘤。若不熟悉此部位解剖关系，则可损伤面神经造成面瘫。术前不宜做活体组织检查。手术时不宜采用剜除肿瘤方式，应将肿瘤连同周围的腮腺组织一并切除。传统腮腺手术切口多呈"S"形，面部瘢痕明显，也可将手术切口起自耳屏后方经耳垂前绕耳垂至耳后发际线方向呈"S"形，以明显减少术后可见瘢痕，使手术切口符合美容要求。现在在耳屏前切口至耳垂下转耳后，术后耳屏前仍有明显瘢痕可见。

（二）腮腺恶性肿瘤

腮腺恶性肿瘤多来源于腮腺腺体和腺管上皮细胞，以黏液表皮样癌、恶性混合瘤、腺样囊性癌和腺癌最为常见，占 80%~90%。

腮腺恶性肿瘤临床表现颇似良性肿瘤，混合瘤在生长过程中，如果突然生长加快浸润固定，局部出现持续性疼痛，并伴有面神经分支瘫痪，应考虑有恶变。B 超、CT、MRI 检查可有助于诊断。恶性肿瘤表现为病程短、生长较快，病变部位常有疼痛、麻木不适，肿块较硬，与深部组织粘连，活动度差，张口困难，部分患者有部分或全面部神经瘫痪，浸润皮肤可破溃，创面不愈，可发生淋巴结转移或远处转移（肺、骨、肝、脑等）。

腮腺恶性肿瘤以手术切除为主。应根据病变大小、病理类型、恶性程度来决定手术切除范围。低度恶性（高分化型）仅需行局部扩大切除手术，而高度恶性（低分化型）在局部扩大切除后尚需进行放疗、化疗及免疫治疗。手术方法有由前向后——先分离腮腺导管法，以及由后向前——先解剖面神经总干方法两种。前者适用于耳下部位肿瘤，后者适用于腮腺前部肿瘤。

三 乳腺肿瘤

（一）Paget 病

Paget 病又称为湿疹样上皮癌，临床表现为湿疹样皮损，可分为二型。

1. 乳房 Paget 病：发生于乳头和乳晕部，表现为慢性湿疹。皮损初期为鳞屑性红斑或斑块，渐有湿疹样，呈表浅糜烂、渗出或结痂，浸润明显，缓慢向周围扩大，可形成溃疡和乳头回缩。亦可逐渐扩展侵及全部乳房及胸壁，并可有腋下淋巴结转移。

2. 乳房外 Paget 病：常见于大汗腺分布区，如女性阴部、男性外生殖器、肛门、腋窝、颜面、口唇、鼻翼等部位。皮损和乳房 Paget 病相似，呈边界清晰的红色斑片或斑块，表面有湿疹样糜烂、渗出或结痂，较乳房 Paget 病皮损大，且常有痛痒感。

治疗：乳房 Paget 病应进行乳房切除。如伴有乳房内肿块，应进行乳房癌根治术。乳房外 Paget 病应进行广泛深度切除，以免复发。

（二）乳腺纤维瘤

乳腺纤维瘤常见于 20~25 岁的青年女性，多为单发，也有多发。在单侧、双侧乳房出现。临床表现为在乳房内可扪及卵圆形、表面平滑、质地坚韧肿块，边界清楚，可移动，与皮肤和周围组织没有粘连，腋窝淋巴结无肿大。肿瘤生长缓慢，可数年无变化。治疗应行手术切除。位于距乳晕 5cm 的肿瘤可行乳晕缘切口切除。较大肿块亦可行乳房下皱襞切口切除，以减少手术瘢痕，达到美容效果。

（三）乳腺导管内乳头状瘤

乳腺导管内乳头状瘤常见于 40 ～ 50 岁女性，呈单发或多发在近乳头的扩张导管中。临床表现为乳头溢出血性液体，无疼痛不适。偶有扪到肿块，位于乳晕区，大多数扪不到肿块，但轻压肿瘤后可见乳头溢出血性液体。因有恶变可能，应早期进行手术切除，可行乳晕边缘弧形切口切除。

（四）乳腺脂肪瘤

乳腺脂肪瘤是发生于乳房部位以成熟脂肪组织构成的瘤状物。表现为单发，呈圆形或扁圆形，质软呈分叶状，边界清晰，生长缓慢。有时可达巨大体积，极少恶变，可发生于任何年龄，多见于乳腺丰满、肥胖的中老年女性，以 40 ～ 60 岁较为多见，可行手术切除。

（五）乳腺错构瘤

乳腺错构瘤由乳腺组织中各种成分组成，是临床上比较罕见的乳腺良性肿瘤，可能是胚胎期乳腺组织结构错乱，导致乳腺正常结构比例改变。残留的乳腺管胚芽及纤维脂肪组织出生后异常生长，形成一种良性瘤样增生，临床表现为单发性圆形或扁圆形肿块，边界清晰，质软，生长缓慢，无症状，常无意中被发现，B 超、CT、MRI 检查可有助于诊断，治疗应积极采取手术切除，预后较好。

（六）乳腺平滑肌瘤

乳腺平滑肌瘤极少见。按来源可分为表浅平滑肌瘤和血管平滑肌瘤，表浅平滑肌瘤来源于乳房皮肤，特别是乳晕区，其皮内平滑肌瘤表现为乳晕后有略微隆起的小肿瘤，质坚，边界清楚，生长缓慢，无不适。血管平滑肌瘤来源于乳腺本身，常在乳房较深部扪及肿块，较表浅平滑肌瘤较大，生长缓慢，边界尚清，无不适。手术是唯一治疗方法。

（七）乳腺神经纤维瘤

乳腺神经纤维瘤是神经纤维瘤的一种，表现为女性乳晕区或附近的皮肤或皮下呈圆形或梭形小结节。呈局限性脂肪瘤样包块，直径为 1 ～ 2cm，边界清晰，活动度如带蒂的肿瘤突出皮肤表面形成赘生物，早期无症状，仅少数伴有压痛，可单发，亦可多发，生长缓慢。治疗方法为手术切除送病理。

（八）乳腺囊肿

1. 单纯性囊肿：认为体内过量雌激素与正常小叶退化中的微小失常有直接关系。好发于 35 ～ 50 岁的绝经前女性。临床表现为乳房内可扪及圆形或椭圆形、边界清晰、充满液体的囊性包块，常无明显不适症状，当囊肿较大时可有疼痛感。

2. 积乳囊肿：常见由于乳腺结构发育不良、炎症、肿瘤压迫等造成乳腺导管阻塞，乳汁排出不畅通而淤积在导管内，导致导管扩张形成囊肿。常见于 20 ～ 40 岁妊娠或哺乳期女性，尤其是哺乳期断奶后的女性，因囊内液体性质明确为清晰的乳汁，故常被称为积乳囊肿。当囊肿较大时可有局部疼痛，少有乳头溢液，若继发感染，可有红肿热痛等炎症反应，并伴有同侧腋窝淋巴结肿大。

乳腺囊肿可行 B 超诊断，亦可行穿刺明确诊断，影像学怀疑恶性要进行活检。乳腺囊肿多为良性病变，若无炎症可不必治疗，定期随访。当有不适症状或囊肿液体含血性时可行手术。

（九）乳腺癌

乳腺癌是最常见和最重要的乳腺疾病，大多发生于 40~60 岁女性，以外上象限最多见，常以单侧乳腺、单发肿块为多见。肿块质地较硬，边界欠清，表面不光滑，有结节感，多无自觉症状，肿块常是患者在无意中（如洗澡、更衣）或体检中发现的，少数患者可有不同程度的触痛，或刺激性乳头溢液。肿块生长速度较快，侵及周围组织可引起乳房外形的改变，出现肿瘤表面皮肤凹陷、乳头内陷，癌肿继续发展可形成乳房区皮肤"橘皮样"改变。晚期乳腺癌尚可直接侵犯皮肤引起溃疡，并可有同侧腋窝淋巴结肿大。

乳腺肿瘤的治疗：良性肿物可行肿块切除术。传统手术切口多选择以乳头为中心，做放射状皮肤切口。切开皮肤、皮下组织，顺乳腺导管方向切除肿瘤。缺点是在乳房皮肤上留下瘢痕，影响乳房美观。根据美学及功能需要，良性肿块靠近乳晕附近 5cm 可选择沿乳晕边缘做弧形切口切开皮肤、皮下组织至腺体处，沿其表面分离。为减少对乳腺导管的损伤，应于肿块处沿以乳头为中心放射状切开腺体，直至切除整个肿瘤。因切口位于乳晕，术后瘢痕与乳晕色沉相连，视觉上可不明显。对于肿块离乳晕较远或多发性肿块，或较大肿块亦可在乳腺下缘、皱襞处做切口或在腋窝处做切口进行切除。对于特别巨大的乳房肿块切除后影响乳房美观的，可考虑合并行乳房成形术或假体置入术。

乳腺癌治疗传统方法是乳腺癌根治术，甚至有行超根治术的。随着科学技术的发展及综合治疗效果的提高，目前乳腺癌治疗以手术方法为主，辅以化疗、放疗、内分泌治疗及靶向治疗。临界状和低度恶性乳腺癌可考虑行肿块切除、象限切除、半乳切除及单纯全乳腺切除，再合并行乳房成形术（软组织充填、假体置入等方法）。恶性者应行乳腺癌根治术，对于乳腺癌根治术后要求行乳房重建术者，可考虑行皮肤扩张、假体置入或肌皮瓣转移或游离皮瓣移植联合乳房重建术。

四　男性乳房发育症

男性乳房发育症是由生理性或病理性因素引起的雌激素与雄激素比例失调，而导致的男性乳房组织异常发育的一种疾病。多发生于青少年及老年期，依据乳腺实质和脂肪组织的增生程度不同，可分为腺体型、脂肪型和腺体脂肪型。临床表现为单侧或双侧乳房肥大。局部有时可感到隐痛不适或触痛，触摸乳房质地较韧，呈弥漫性增大。

男性乳房发育症属良性病变，一般不需治疗。但增大明显影响外形或有精神负担时可以考虑行手术治疗。目前多采用乳晕切口入路进行脂肪抽吸、腺体切除或行腔镜下皮下腺体切除术。术后瘢痕不明显，美容效果好。

五　男性乳癌

男性乳癌甚少见，约占乳腺癌的 1%。因发病少，对此病不熟悉，极易误诊。男性乳房小，乳房出现小的结节，只要平时多加注意是容易被发现的。临床表现主要为乳晕周围的肿块，质地硬，边界不清，表面往往不光滑，活动度差，偶有乳头溢液。癌种易侵及胸壁固定，会较早出现腋下淋巴结肿大。治疗同女性乳腺癌。

六 多形性腺癌

多形性腺癌是一种生长缓慢的小唾液腺恶性肿瘤，通常具有惰性。多形性腺癌最常起源于上颚，有高达78%的病例报道，其次是上唇和颊黏膜，额部多形性腺癌非常少见（图1-8-1）。

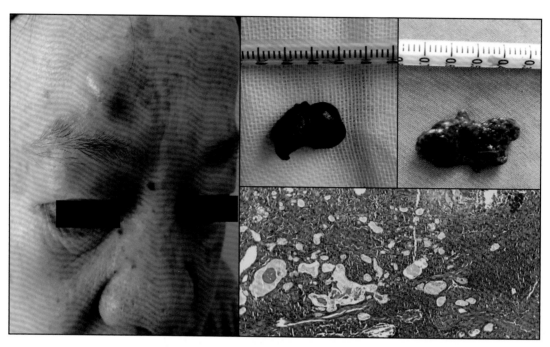

图1-8-1 额部低度恶性多形性腺癌

肿瘤在矢状面切开，呈红白相间，有大量的窦状体。术中，外科医生误以为可能是海绵状血管瘤。病理诊断为多形性低级别腺癌。在本病例中，多形性腺癌被认为是泪源性的。

第二章　体表肿瘤切除之后的修复方法

第一节　肿瘤切除后创口直接缝合

一　切口设计选择

整形外科以外形及功能修复为目的。在体表肿瘤切除修复手术中，亦应遵循此原则。在体表肿瘤手术切除时，因肿瘤位于体表，手术切口选择方向则是首先要考虑的，如何切除肿瘤，又使术后切口变得最小或不可见呢？有以下几种选择切口方法。

（一）顺皮纹线切口

人体皮肤组织具有一定方向紧张力，把这些紧张力的方向在体表描绘出来，即成皮纹线（图 2-1-1）。切口顺皮纹线方向在行皮肤缝合时，皮肤张力最小，则则术后瘢痕就小；切口与皮纹线垂直，术后瘢痕就粗大，所以切口顺皮纹线就是一个重要原则（图 2-1-2）。如必须越过横纹线时，应改变方向，使切口呈"S"形或做锯齿状切口。

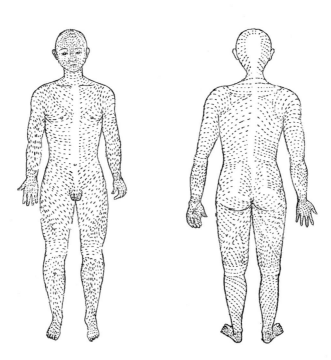

图 2-1-1　皮纹线

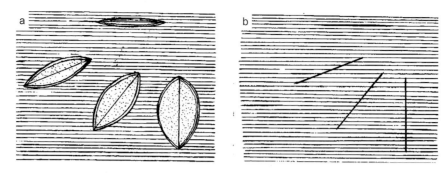

图 2-1-2　a.皮纹线。b.切口选择，顺皮纹线更隐蔽

（二）顺皱纹线切口

随年龄增加，人的皮肤渐变松弛而形成皱纹（图 2-1-3）。顺皱纹线做切口（图 2-1-4）也是非常好的选择。

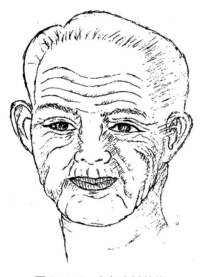

图 2-1-3　老年人皱纹线

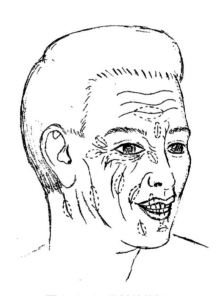

图 2-1-4　顺皱纹线切口

（三）顺轮廓线切口

某些器官的轮廓线可作为选择切口：如鼻唇沟、鼻翼沟、耳后沟、下颌缘下方、耳郭前后、乳房侧方及下方、乳晕周围、唇红皮肤结合线、发际线等。切口沿轮廓线时，术后切口瘢痕则隐蔽不明显。我们曾选用前额发际线内切口做前额脂肪瘤、纤维瘤切除（图 2-1-5）；利用重睑切口做上睑肿块切除；利用上下睑成形切口做睑黄瘤切除；利用耳前、耳屏后、耳垂沟连续切口做腮腺混合瘤切除（图 2-1-6）；利用乳晕切口做乳晕周围 5cm 之间的乳房肿块切除（图 2-1-7），均获得非常好的术后效果。

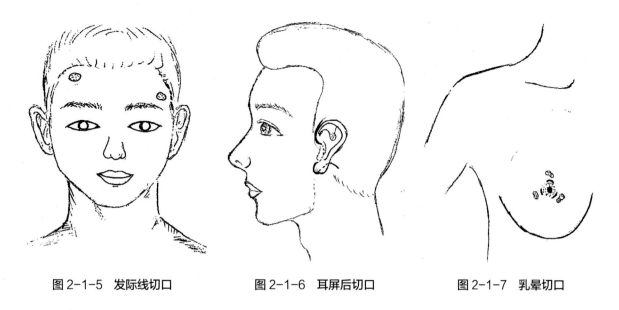

图 2-1-5　发际线切口　　　　图 2-1-6　耳屏后切口　　　　图 2-1-7　乳晕切口

（四）关节部位切口

切口应在侧中线，跨越关节切口应呈弧形、"S"形或锯齿状，不可垂直跨越关节，否则切口瘢痕后期收缩影响关节屈伸活动（图 2-1-8）。

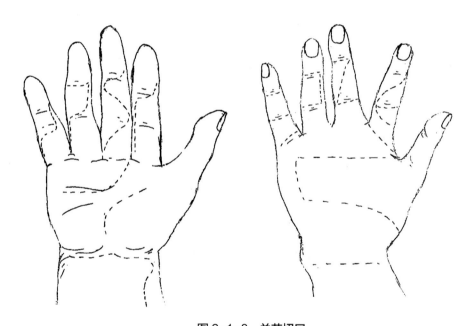

图 2-1-8　关节切口

二　切开

（一）直线切口

直线切口适用于肿瘤位于皮下的良性体表肿瘤，如纤维瘤、脂肪瘤等。顺皮纹线方向切开皮肤、皮下组织，在脂肪层分离出肿瘤予以切除，切口行直线缝合即可。若体表肿瘤病灶侵及皮肤，如常见的皮脂腺囊肿，则需切除部分皮肤及全部肿瘤，常可造成皮肤缝合时有一定张力。此时应行切口边缘皮下浅筋膜层分离，使切口皮肤、皮下组织可以减少缝合张力。如张力较小，可行垂直褥式缝合（图 2-1-9）。如有一定张力，则将皮肤分层缝合，在皮下组织层用可吸收缝线缝合，让深层不留无效腔（图2-1-10），缝合切口皮肤时尽量使其边缘皮肤最大限度外翻，以减小伤口愈合张力，减轻术后瘢痕形成。

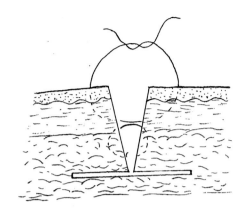

图 2-1-9　垂直褥式缝合

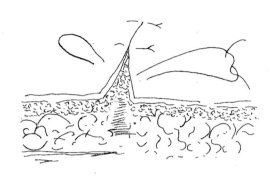

图 2-1-10　分层缝合

（二）梭形切口

当体表肿瘤位于皮肤层或表面皮肤有皮损时，需行肿瘤部位带皮肤的梭形切口（图2-1-11），如黑痣、皮脂腺囊肿、基底细胞癌、鳞状上皮细胞癌等。做肿瘤病灶切除时，刀与皮肤不是垂直的，而是与皮肤成85°～87°角切开皮肤，可以有助于皮缘外翻，防止瘢痕凹陷（图2-1-12）。整形外科医师常将梭形切口用于先天性黑毛痣切除，在一次手术切除可造成正常组织移位时，常采用分次梭形切口切除病灶的方法进行修复（图2-1-13）。在不影响正常外形的情况下，第1次应尽量多切除病变组织，且将切口设计在病灶内（图2-1-13a）。根据情况，第2次或第3次则全部切除病变组织（图2-1-13b），使伤口缝合成一直线并与皮纹线一致（图2-1-13c），必要时可将直线切口做成"Z"形或"W"形。

a

b

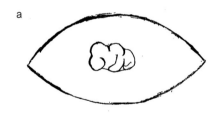

图 2-1-11　梭形切口 1

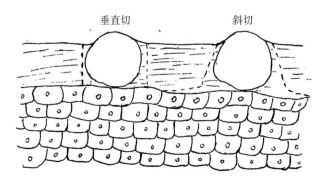

图 2-1-12　垂直切与斜切

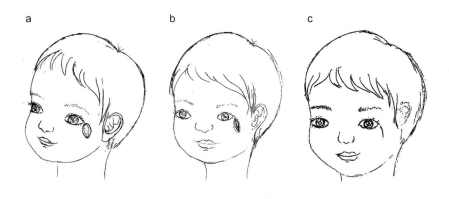

图 2-1-13　梭形切口 2

在切除体表良性肿瘤时，不希望切口从一侧跨到另一侧，或在面部不希望越过唇颊沟、眶周时可采用"双 M 形"梭形切口缩短切口（图 2-1-14）。这样还可以减少正常皮肤被切除的量。

图 2-1-14　"双 M 形"梭形切口

三　剥离

梭形切口缝合前应将切口周围进行广泛剥离，肿瘤位于皮肤层行肿瘤切除后，在皮肤脂肪层或浅筋膜层做 > 2cm 切口边缘剥离。研究表明，< 2cm 剥离对去除切口边缘的张力可能会起反作用。肿瘤位于头皮，剥离应在帽状腱膜下进行。

四　缝合

梭形切除肿瘤后，为保证切口缝合在等张力下愈合，最佳缝合切口方法是二等分法：首先在切口中间缝第 1 针，在其余部分的中间再缝合 1 针，继续以这种方式缝合全长切口。如梭形切口两边不等长缝合，用这种二等分方法亦可均匀分摊边长不等张力（图 2-1-15）。如梭形切口两边长相差较多，亦可采用将较长一侧切除一条三角形皮肤，再按二等分方法缝合（图 2-1-16）。

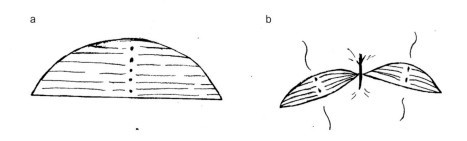

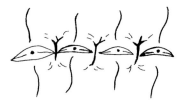

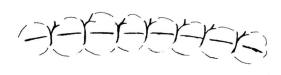

图 2-1-15　梭形切口的不等张缝合

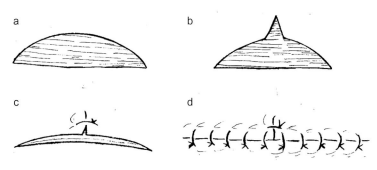

图 2-1-16　梭形切口的等张缝合

第二节　肿瘤切除后创面皮片移植

　　体表肿瘤切除后创面，只要其基底部血供丰富，没有骨面暴露，均可行皮片移植术。对于体表恶性肿瘤扩大切除术后行皮片移植术，手术优点是相对简单、易行，尤其适用于老年体弱者。对恶性肿瘤患者，皮片移植较容易观察有无肿瘤复发；缺点是皮片成活后局部有色差，外观不雅。另外，供皮区愈合时间长，或有新的瘢痕产生。

　　皮片移植最常用的是表层皮片、中厚皮片、全厚皮片及含真皮下血管网皮片。前两者又称为断层皮片（图 2-2-1）。

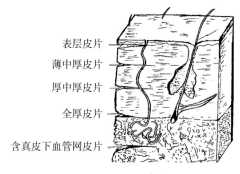

表层皮片
薄中厚皮片
厚中厚皮片
全厚皮片
含真皮下血管网皮片

图 2-2-1　皮片

一　皮片的分类

按皮片的厚度可分为表层皮片、中厚皮片、全厚皮片与含真皮下血管网皮片。前两者又称为断层皮片。

（一）表层皮片

表层皮片是最薄的一种皮片。包含皮肤的表皮层及部分真皮乳头层，平均厚度为 0.25 ~ 0.3mm。容易生长，愈合后易挛缩及不耐摩擦，且色素暗，影响美容效果。

（二）中厚皮片

中厚皮片包含表皮和部分真皮，平均厚度为 0.3 ~ 0.6mm。又可分为薄中厚皮片和厚中厚皮片，前者相当于全层皮肤厚度的 1/3，后者相当于全层皮肤厚度的 3/4。临床应用广泛，薄中厚皮片成活后有一定挛缩，厚中厚皮片愈后收缩较轻，能承受一定的压力和摩擦。

在体表肿瘤切除修复手术中，厚中厚皮片是一种最常用的皮片，供皮区常可选择大腿、胸腹及腰背部等。小面积缺损的修复常采用徒手取皮刀切取中厚皮片。大面积缺损则用鼓式取皮机切取中厚皮片为佳。由于中厚皮片移植后仍可发生色素沉着和挛缩，在面部缺损处植入中厚皮片仍难获得理想效果（图 2-2-2 ~ 图 2-2-9）。

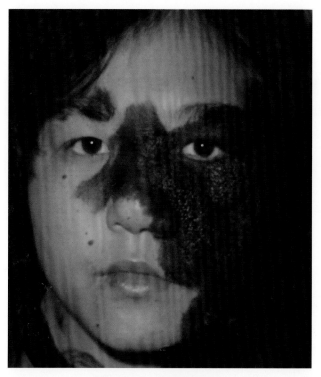

图 2-2-2　面部黑毛痣

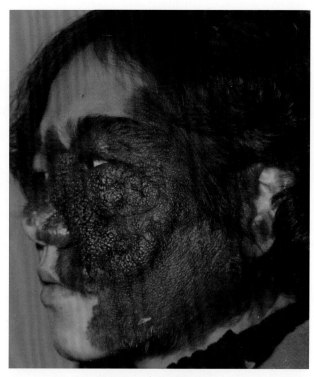

图 2-2-3　面部黑毛痣

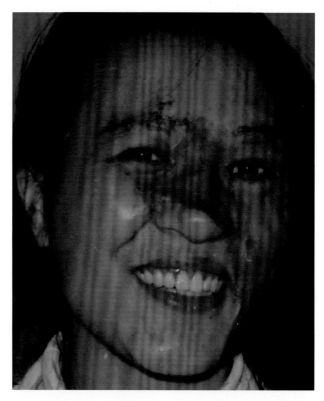

图 2-2-4　面部黑毛痣中厚皮片移植术后 1 年

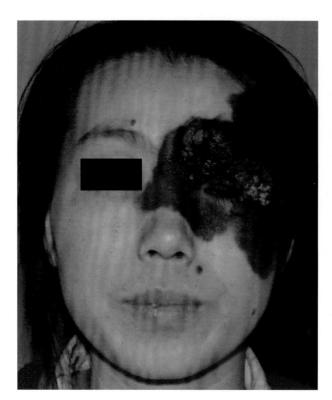

图 2-2-5　面部黑毛痣

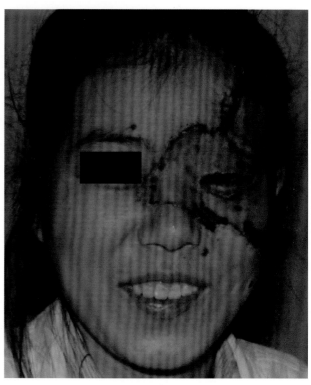

图 2-2-6　面部黑毛痣中厚皮片移植术后 2 周

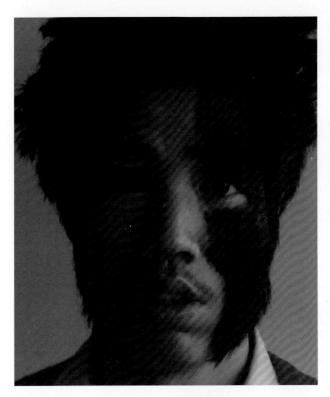

图 2-2-7　面部黑毛痣

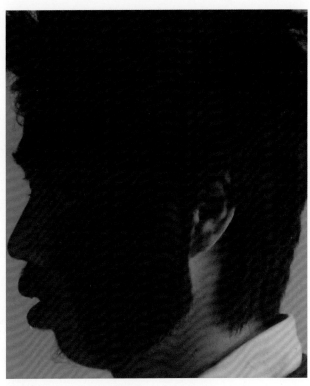

图 2-2-8　面部黑毛痣

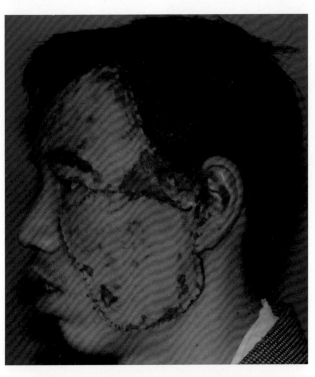

图 2-2-9　面部黑毛痣中厚皮片移植术后 1 周

（三）全厚皮片

全厚皮片包含表皮及真皮全层，是游离皮片移植中效果最好的一种。因此在体表肿瘤切除中亦常被采用，尤其是肿瘤切除后遗留创面较小时，则为首选。该皮区移植后收缩小，耐磨性强且持重，皮色、纹理、质地近似正常皮肤，外形及功能均好。但受区必须血运好，否则不易成活。供区不能自行愈合，需缝合修复。全厚皮片常用最佳供区为耳后、上臂内侧、腹股沟处、侧胸腹等部位（图2-2-10~图2-2-14）。

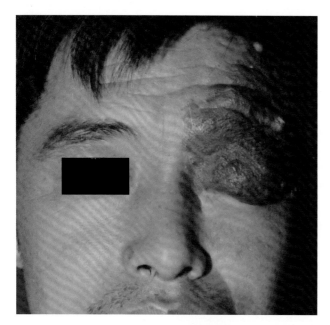

图2-2-10　面部血管瘤

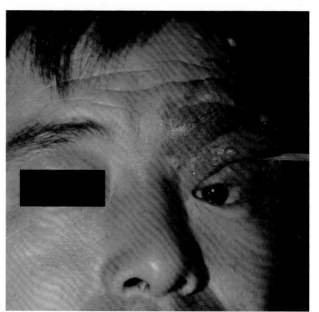

图2-2-11　面部血管瘤

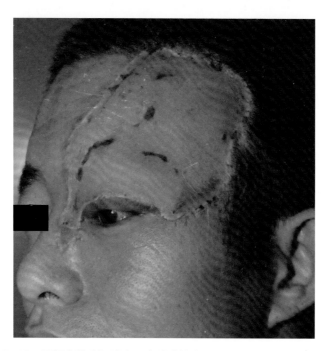

图2-2-12　面部血管瘤切除全厚皮片移植术后2周，二期可行眉毛再造术

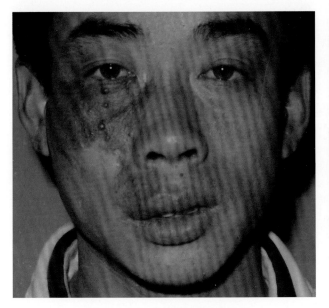

图 2-2-13 右面部毛细血管瘤

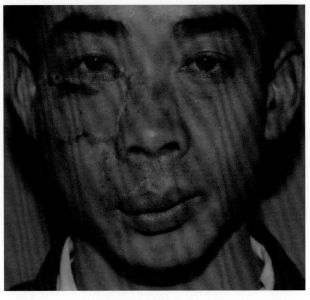

图 2-2-14 右面部毛细血管瘤切除全厚皮片移植术后 2 周

（四）含真皮下血管网皮片

含真皮下血管网皮片除包含表皮层及全部真皮层外，还保留真皮下血管网及少许皮下脂肪。该皮片移植成活后，其外形、色泽、质地与功能可达到类似皮瓣移植的效果。但植皮条件要求较高，受区要求血供丰富，术后便于皮片加压固定，如在前额、上颌区、颧部、下颌区、手掌、足底及关节等部位，效果较好。由于该皮区成活率不定，故限制了它的推广应用，尤其是皮片不能全部成活时，遗留皮肤色泽不均，效果还不如全厚皮片移植。供皮区选择同全厚皮片。

二 皮片的切取

（一）表层皮片的切取

表层皮片的切取采用徒手取皮法，用普通剃刀和滚轴取皮刀均可。现以滚轴取皮刀为例加以说明（图 2-2-15）。

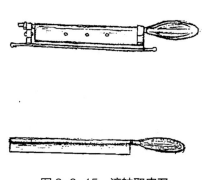

图 2-2-15 滚轴取皮刀

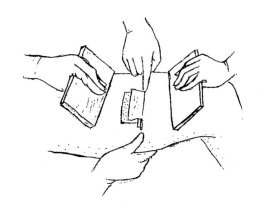

图 2-2-16 切取皮片

调整取皮刀两端刻度,每一格为 0.25mm。

皮肤表面涂液状石蜡,术者、助手各持一块木板压住皮肤,术者右手握住刀柄,将刀刃与皮面成 30°角紧压于皮肤上,待切入后根据所需皮片的厚度改为 10°~15°角,来回拉锯式切取皮片,注意切取中应保持角度及压力不变(图 2-2-16)。

供皮区创面以一层油质纱布、8~10 层纱布、棉垫加压包扎,7~10 天后仅保留创面内层油质纱布,去除纱布、棉垫,改为自然晾干或灯烤至创面干燥,14 天后创面多可愈合。

(二) 中厚皮片的切取

供皮区常选用大腿、胸腹、腰背部等较为隐蔽的部位。切取有徒手取皮法和取皮机取皮法两种。

徒手取皮法:同表层皮片的切取。但切取中厚皮片时,皮片厚薄与刀刃和皮面成角有关:成角小皮片薄,成角大皮片厚。亦可根据创面渗血判断皮片的厚度,切取薄中厚皮片时,创面渗血为密集小点状,切取厚中厚片时,创面渗血为大点状。

取皮机取皮法:取皮机种类很多,如鼓式、风动式、电动式、气动式取皮机等。现以鼓式取皮机为例加以说明:

鼓式取皮机由鼓面、转动轴和刀架三部分构成,在轴的近端右侧有圆形刻度盘,可用于调节取皮的厚度,每格为 0.1mm(图 2-2-17)。

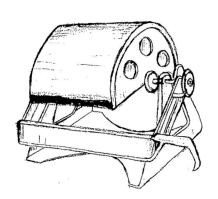

图 2-2-17　鼓式取皮机

装好刀片,将刻度盘调节到所需厚度,胶水均匀地涂于鼓面及供皮区(先用乙醚脱脂),或在鼓面上贴双面取皮胶,切皮时左手握取皮机轴,右手持刀架的把手,然后将鼓面前缘对准供皮区相应位置,垂直轻压片刻后(图 2-2-18a),稍向上翻转翘起前缘,随即将刀落下,左右拉动刀架(图 2-2-18b),边切边将鼓面向后转动,转动时略带向前推和向下压的力量,直至所需皮片完全切下后(图 2-2-18c),固定刀柄,将鼓做顺时针方向扭转,切断皮片(图 2-2-18d),取下皮片,去除皮片上的胶膜,用生理盐水纱布包裹备用。

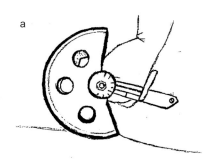

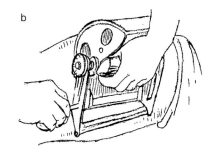

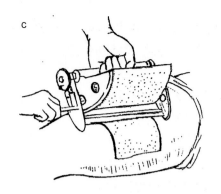

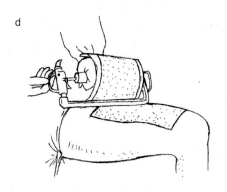

图 2-2-18 鼓式取皮机切取皮片

供区创面贴一层油质纱布，再盖数层干纱布和棉垫，加压包扎。可根据情况于术后 14～21 天换药。也可于术后 7～10 天去除外层敷料，保留油质纱布，自然晾干或灯烤至创面干燥，14～21 天创面自行愈合，敷料自行脱落。

（三）全厚皮片的切取

根据受区创面的大小、形状用消毒过的厚布片或纸片铺在供皮区上，用亚甲蓝画出其轮廓。按画线全层切开皮肤及皮下组织，将皮肤连同皮下脂肪组织一并切下，再用组织剪剪去脂肪而成全厚皮片（图 2-2-19a）。另一种方法是按画线切开皮肤至显露出皮下脂肪为度，自创缘一端穿过一针缝线做牵引，以左手食指置于皮片下以固定供区皮肤，右手持刀将全厚皮片与其皮下脂肪分离，尽可能使皮片不带皮下脂肪组织（图 2-2-19b），供区采用直接拉拢缝合或植以中厚皮片闭合。缝线于术后 10～14 天拆除。

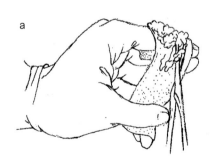

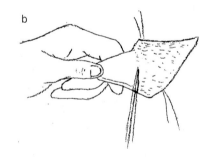

图 2-2-19 全厚皮片的处理

（四）含真皮下血管网皮片的切取

按切取全厚皮片方法切取与受区创面相应大小的带皮下脂肪的皮肤块，细心剪去脂肪，尽量保证不要损伤真皮下血管网，使血管网层之间或之下保留很薄的脂肪组织。供区处理同全厚皮片的切取（图 2-2-20）。

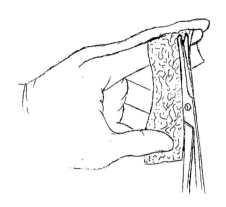

图 2-2-20　全厚皮片

三　手术步骤

体表肿瘤完全切除干净后，创面予以彻底止血，渗血较多创面可用热盐水纱布湿敷止血。

将备选皮片根据创面大小、形状移植于创面上，将皮片在保持正常皮肤的张力下与四周创缘做间断缝合或连续缝合（较大面积用）。如遇创面不平整，在创面低凹处，可穿过皮片与创面基底间做缝合，以油质纱布固定。

植皮区采用打包包扎法：将皮片缝合于创缘，每间隔 2~3 针缝线留一长线头，并用止血钳夹住，以便打包加压用（图 2-2-21）。

a

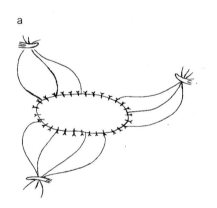

b

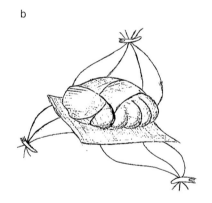

图 2-2-21　打包加压 1

植皮区加压固定：对于不适宜用绷带直接加压包扎部位，如眼睑、面颈、腋窝、会阴部等处，可采用打包包扎法：缝合完毕后，创面上先放置一层油质纱布，再放纱布棉球，将所留的长缝线相对结扎打包加压（图 2-2-22）。对于创面较小或四肢易于包扎部位采用直接加压包扎法：创面用一层凡士林纱布覆盖皮片，外加纱布、棉球及棉垫，用消毒绷带或弹力绷带加压包扎。对于颈部或四肢植皮患者应用石膏托固定。

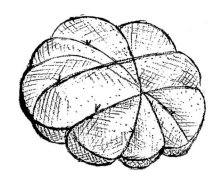

图 2-2-22　打包加压 2

术后处置：中厚皮片移植固定 8~10 天，全厚皮片移植固定 10~12 天，含真皮下血管网皮片移植固定 14 天以上。超过此期限后才能剪开纱布结扎线，在凡士林纱布上方揭开内层纱布，手法要轻柔，遇有粘连不易揭去外敷料处可用生理盐水或 75% 乙醇（酒精）浸透后，沿创缘方向逐渐揭除，此时多见皮片成活率良好，拆除皮片缝线后继续包扎数日，用弹力绷带压迫。

第三节　肿瘤切除后局部皮瓣法

体表肿瘤切除后创面较大不能直接缝合时首先应考虑做创面局部皮瓣转移修复。全身任何部位创面都可以考虑此方法。该方法完成创面修复的优点是手术创伤小、术后恢复快，又因选择局部皮瓣可使修复的创面皮肤色泽、质地、纹理结构都与周围一致，比较协调，可希望达到理想的美观外形。但在颜面部选择局部皮瓣修复时应注意不可造成面部器官的移位。常用局部皮瓣有如下几种，根据创面及周围组织结构，移动度可灵活选用。

一　推进皮瓣

推进皮瓣又称为滑行皮瓣。体表肿瘤切除术后遗留创面，在其单侧或双侧设计皮瓣，切开后剥离，向创面做垂直方向推进覆盖创面。

（一）矩形推进皮瓣

体表肿瘤切除后创面略呈矩形，在创面单侧或双侧设计矩形推进皮瓣，头面部长宽比可达 1:(2~3)，躯干部为 1:1，下肢小于 1:1。沿设计线切开剥离后，向创面推进覆盖创面。皮瓣血供来自一侧蒂部。

单蒂矩形推进皮瓣覆盖创面后，在其蒂部两侧常可出现一个小的皮肤皱襞，此时各切除一块三角形皮肤组织即可行整齐平坦缝合（图 2-3-1~图 2-3-7）。

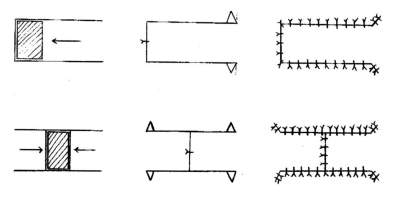

图 2-3-1　矩形推进皮瓣

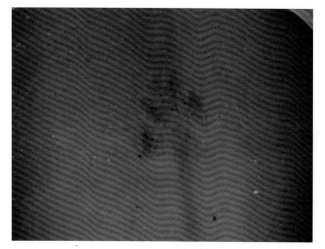

图 2-3-2　背部蓝痣

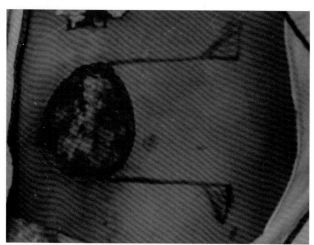

图 2-3-3　术中设计矩形推进皮瓣

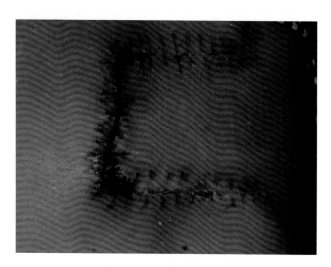

图 2-3-4　术后 10 天

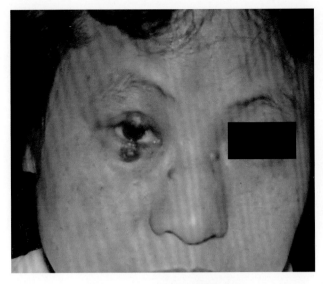

图 2-3-5　右眼睑分裂痣术前

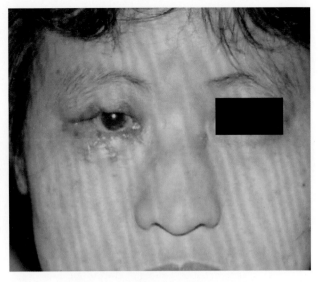

图 2-3-6　右眼睑分裂痣术后睁眼

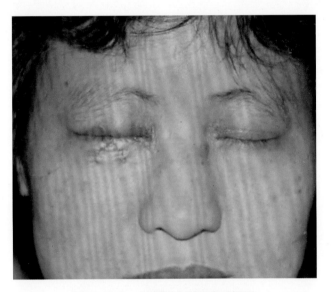

图 2-3-7　右眼睑分裂痣术后闭眼

（二）V-Y 推进皮瓣

适用于体表肿瘤切除后遗留创面较小，且局部皮肤较松弛，如眶周区。在创面一侧设计一个三角形皮瓣，全层切开皮肤后直达筋膜层，稍加分离，将皮瓣向创面推进覆盖，呈"Y"形缝合。皮瓣血供来自基底部（图 2-3-8 ~ 图 2-3-11）。

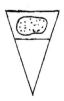 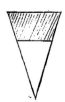 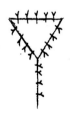

图 2-3-8　V-Y 推进皮瓣

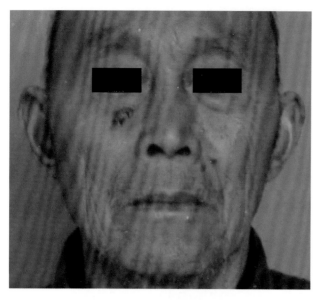

图 2-3-9　右面部基底细胞癌

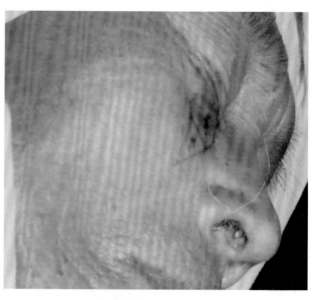

图 2-3-10　右面部基底细胞癌术中设计 V-Y 推进皮瓣

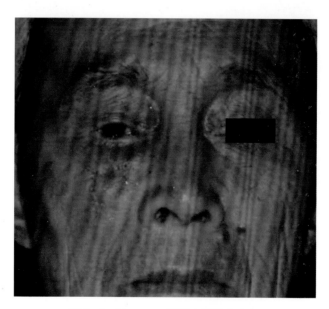

图 2-3-11　V-Y 推进皮瓣缝合术后

（三）双蒂推进皮瓣

双蒂推进皮瓣适用于体表肿瘤切除后遗留较宽的梭形创面不能缝合时，于创面外做单侧或双侧与创缘平行的减张切口，由此形成单侧或双侧的双蒂皮瓣。切开皮肤及皮下组织，直达深筋膜，在其表面向创面剥离，形成双蒂皮瓣向创面推进缝合。皮瓣血供来自两侧蒂部。供区创面稍加分离后分层缝合，不能缝合时可行皮片移植（图 2-3-12 ~ 图 2-3-19）。

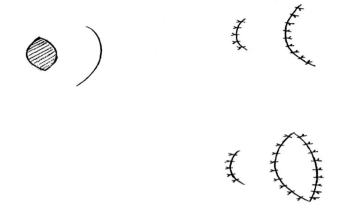

图 2-3-12　双蒂推进皮瓣

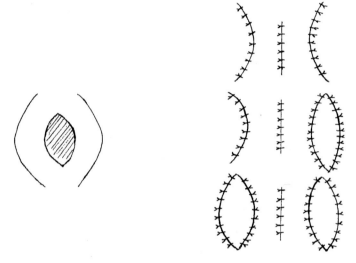

图 2-3-13　双侧设计双蒂推进皮瓣

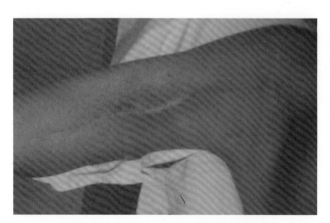

图 2-3-14　右上臂纤维肉瘤术后复发

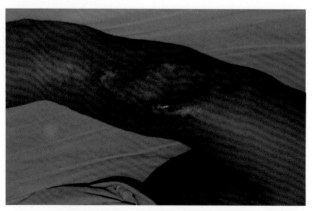

图 2-3-15　右上臂复发性纤维肉瘤

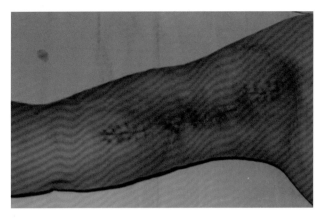

图 2-3-16　单侧双蒂推进皮瓣

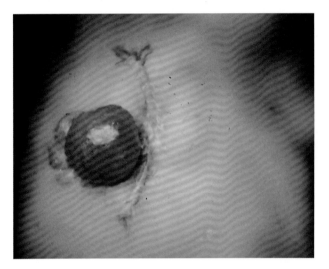

图 2-3-17　腹壁纤维肉瘤术后复发

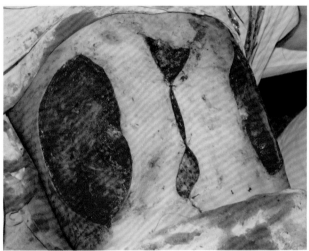

图 2-3-18　腹壁纤维肉瘤切除术后应用双侧双蒂推进皮瓣

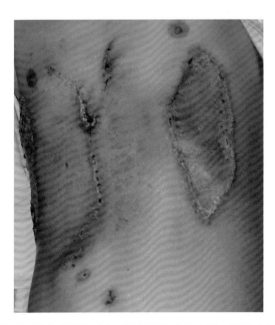

图 2-3-19　腹壁纤维肉瘤切除后应用双侧双蒂推进皮瓣，供区皮片移植术后 2 周

（四）头皮多个推进皮瓣

头皮血供主要来自双侧颞动脉及枕动脉，血供丰富，互有交通支。头皮肿瘤切除后遗留创面可以任何一知名血管为蒂做超长头皮瓣修复。当一个头皮瓣不够时，可依各知名血管走行方向形成多个（2～4个）头皮瓣。因头皮较紧，头顶部创面稍大点即难以直接缝合，必须考虑采用头皮瓣修复，而推进皮瓣是最常用的一种。在整个头部，头皮相对较为松弛，可伸展的地方是双侧颞部及枕后区（图2-3-20）。

剥离头皮瓣应在帽状腱膜下疏松组织间隙进行，此层解剖清楚易剥离，出血少。但帽状腱膜坚韧且厚，伸展性差。故做头皮瓣推进时，应将帽状腱膜做多处横向或"+"切开，以增大覆盖缺损面积（图2-3-21）。

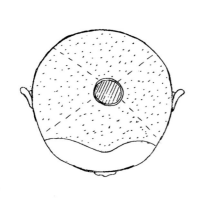

图 2-3-20　头顶部皮肤肿物

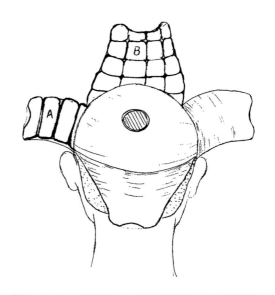

图 2-3-21　双侧颞区、顶区及枕后区可动员范围

现以肿瘤位于顶枕部、切除后创面用三瓣头皮推进皮瓣修复为例（图2-3-22）。以双侧颞浅动脉、枕后动脉为蒂形成3个头皮瓣，在帽状腱膜下剥离，剥离范围两侧达耳上方（图2-3-23），枕部达粗隆下方。然后像剥香蕉皮那样，推起皮瓣后再推进合拢修复创面（图2-3-24、图2-3-25）。

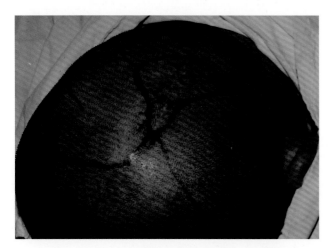

图 2-3-22　头顶部隆突性纤维肉瘤术后复发

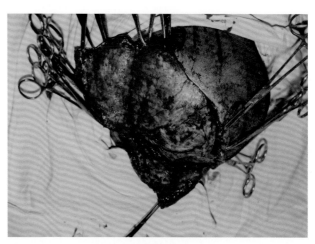

图 2-3-23　头顶部隆突性纤维肉瘤扩大切除后创面应用多个皮瓣修复（术中）

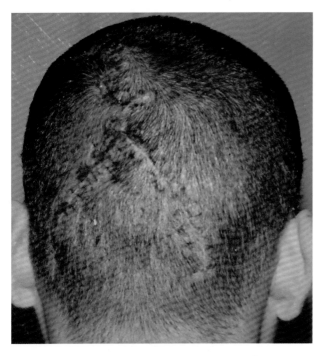 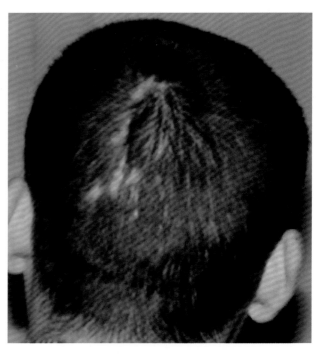

图 2-3-24　头部隆突性纤维肉瘤切除后创面应用头皮瓣　　图 2-3-25　头顶部隆突性纤维肉瘤扩大切除后创面应用头
　　　　　　修复（术后 1 周）　　　　　　　　　　　　　　　　　　　　皮瓣修复（术后 1 年）

二　旋转皮瓣

体表肿瘤切除后，根据创面周围皮肤可移动的程度选择在创面单侧或双侧做皮瓣，经分离后顺时针或逆时针方向旋转一定角度到达创面进行修复。

（一）单侧旋转皮瓣（图 2-3-26～图 2-3-31）

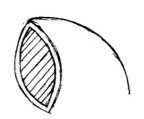 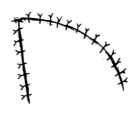

图 2-3-26　单侧旋转皮瓣

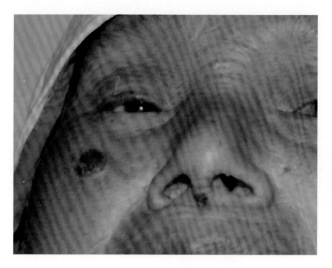

图 2-3-27　右面部基底细胞癌

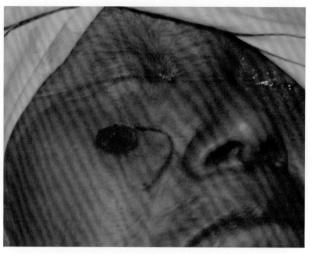

图 2-3-28　右面部基底细胞癌扩大切除，设计单侧旋转皮瓣修复

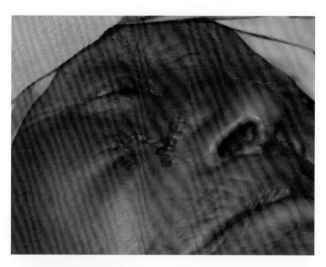

图 2-3-29　右面部基底细胞癌扩大切除后创面应用单侧旋转皮瓣修复（术后 1 周）

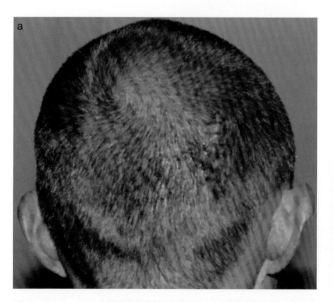
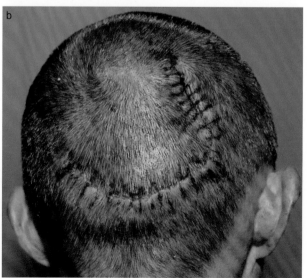

图 2-3-30　a. 右枕部肿块切除术后 1 周病理报告为纤维肉瘤转入本院。b. 右枕部病灶扩大切除，单侧旋转皮瓣修复术后

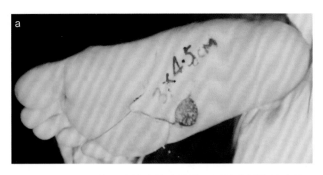
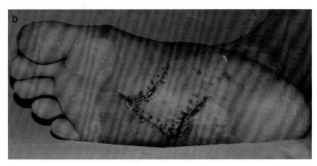

图 2-3-31　a. 右足底鳞癌扩大切除，设计单侧旋转皮瓣。b. 右足底鳞癌扩大切除后创面应用单侧旋转皮瓣修复（术后 2 周）

（二）双侧旋转皮瓣

当肿瘤切除后，遗留创面大的，可在创面上下或左右各设计一个旋转皮瓣（图 2-3-32 ~ 图 2-3-34）。

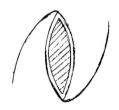
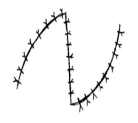

图 2-3-32　双侧旋转皮瓣

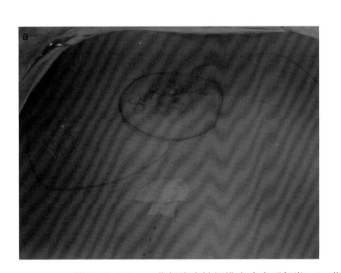
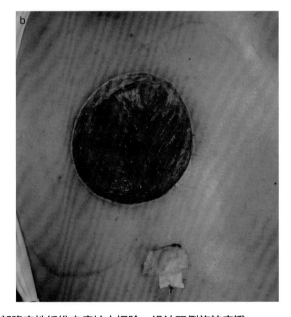

图 2-3-33　a. 背部隆突性纤维肉瘤术后复发。b. 背部隆突性纤维肉瘤扩大切除，设计双侧旋转皮瓣

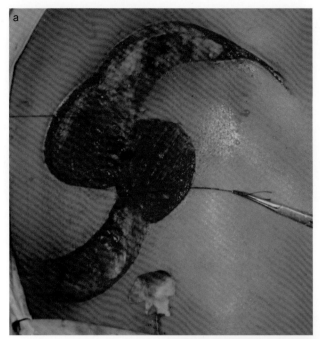
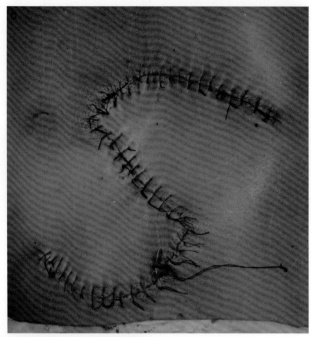
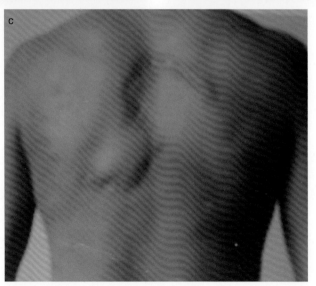

图 2-3-34　a. 背部隆突性纤维肉瘤扩大切除，设计双侧旋转皮瓣修复。b. 背部隆突性纤维肉瘤扩大切除后创面应用双侧
　　　　　旋转皮瓣修复（术毕）。c. 背部隆突性纤维肉瘤扩大切除后创面应用双侧旋转皮瓣修复（术后）

（三）双叶旋转皮瓣

当肿瘤被切除后，遗留创面较大的，可在创面一侧形成两个大小不同、形状相似的皮瓣，经分离进行
转移，用第 1 个皮瓣转移修复肿瘤切除后创面，用第 2 个皮瓣转移修复第 1 个皮瓣供区，第 2 个皮瓣供区
行直接缝合（图 2-3-35 ~ 图 2-3-39）。

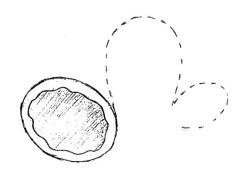
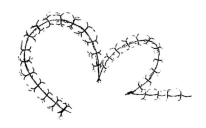

图 2-3-35　双叶旋转皮瓣

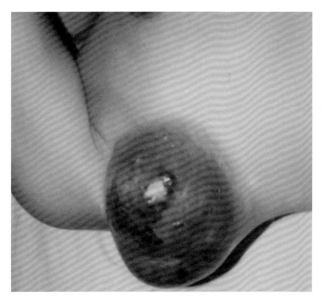

图 2-3-36　背部非霍奇金淋巴瘤

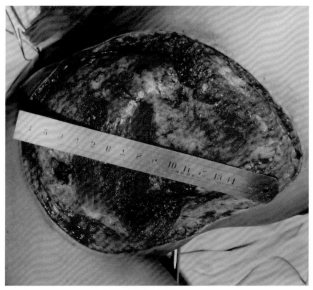

图 2-3-37　背部非霍奇金淋巴瘤扩大切除后遗留创面

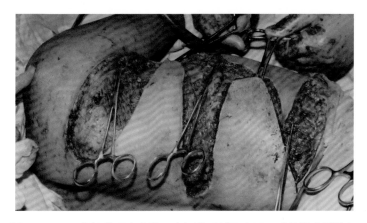

图 2-3-38　背部非霍奇金淋巴瘤切除后创面应用双叶旋转皮瓣修复

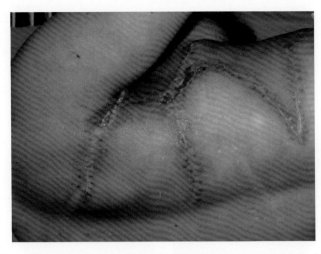

图 2-3-39　背部非霍奇金淋巴瘤切除后创面应用双叶旋转皮瓣修复（术后 2 周）

（四）旋转推进皮瓣联合应用

旋转推进皮瓣联合应用常可用于较大创面的修复，如眶下部、面颊部缺损（图 2-3-40 ~ 图 2-3-49）。

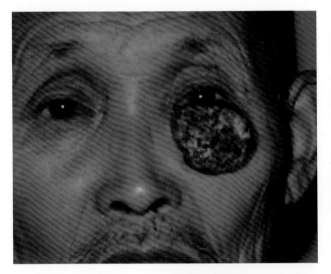

图 2-3-40　左下眶基底细胞癌

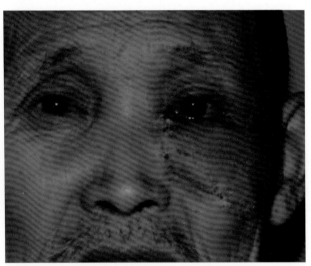

图 2-3-41　左下眶基底细胞癌扩大切除后创面应用旋转推进颞颧皮瓣修复（正面观）

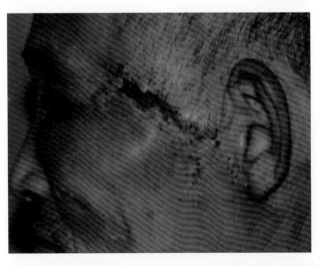

图 2-3-42　左下眶基底细胞癌扩大切除后创面应用旋转推进颞颧皮瓣修复（侧面观）

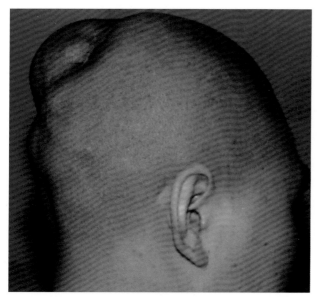

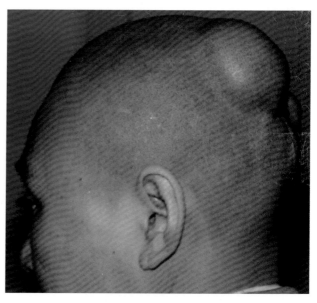

图 2-3-43　顶枕隆突性纤维肉瘤多次切除后复发
（右侧位）

图 2-3-44　顶枕隆突性纤维肉瘤多次切除后复发
（左侧位）

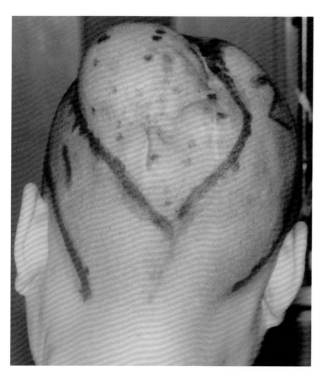

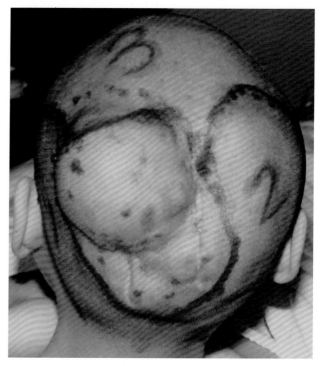

图 2-3-45　顶枕隆突性纤维肉瘤多次切除后复发，肿瘤切
除范围及两侧头皮瓣设计（后侧）

图 2-3-46　顶枕隆突性纤维肉瘤多次切除后复发，肿瘤切
除范围及两侧头皮瓣设计（顶枕部）

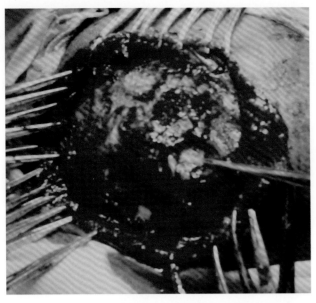

图 2-3-47　顶枕隆突性纤维肉瘤扩大切除后创面

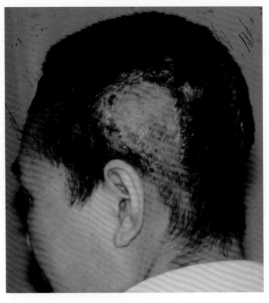

图 2-3-48　顶枕隆突性纤维肉瘤扩大切除术后 2 个月（左侧位，部分为植皮区）

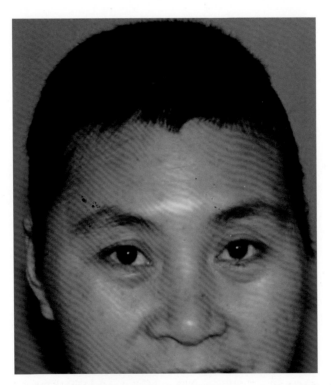

图 2-3-49　顶枕隆突性纤维肉瘤扩大切除术后 2 个月（正面观）

（五）菱形皮瓣

当肿瘤切除后形成菱形创面或将圆形创面改为菱形创面时，适合选用菱形皮瓣（图 2-3-53 ~ 图 2-3-56）。

典型的菱形皮瓣设计是由 2 个 60° 角和 2 个 120° 角组成的。当菱形创面周围皮肤可供选择时，将对角线短的一侧 BD 延长至 E，使 $DE=AB$，从 E 点做与 DC 平行的线，使 $EF=DC$（图 2-3-50）。

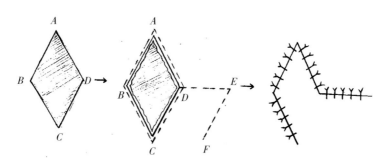

图 2-3-50　菱形皮瓣 1

如遗留菱形创面，其锐角不是 60° 角，可在 *BD*、*CD* 延长线之间做一斜线 *DE*，使 *DE*=*AB*，∠*BAD*= ∠*DEF*，使 *EF*=*AD*，*CA*=*CE*。如图 2-3-51 所示锐角＞ 60°，如图 2-3-52 所示锐角＜ 60°。

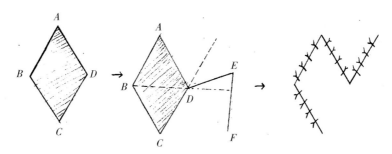

图 2-3-51　菱形皮瓣 2

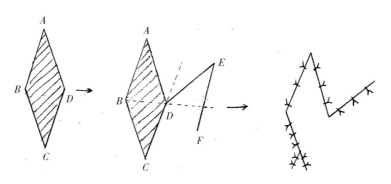

图 2-3-52　菱形皮瓣 3

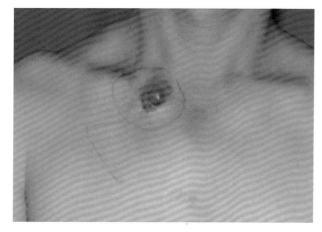

图 2-3-53　右前胸纤维肉瘤扩大切除，设计菱形皮瓣

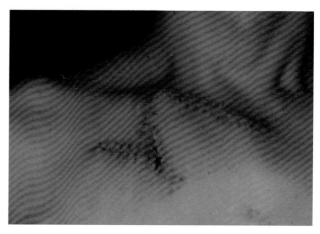

图 2-3-54　右前胸纤维肉瘤扩大切除，设计菱形皮瓣修复术后 10 天

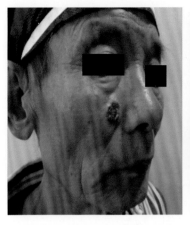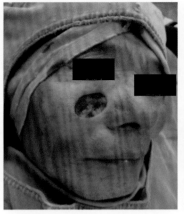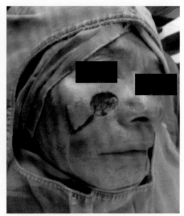

图 2-3-55 面部鳞状细胞癌扩大切除，设计改良菱形皮瓣

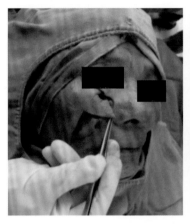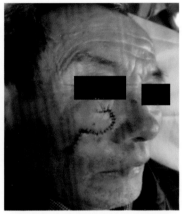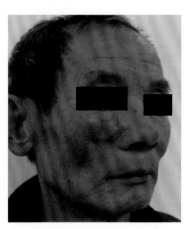

图 2-3-56 改良菱形皮瓣修复创面缺损

手术步骤：

（1）按上述设计线切开皮肤达深筋膜。

（2）在深筋膜上或深筋膜下剥离皮瓣（可形成筋膜皮瓣）。

（3）将剥离皮瓣旋转至缺损创面缝合。

（4）供区创面可行 I 期缝合，不能缝合时则行皮片移植。

三 皮下蒂皮瓣

切除体表肿瘤后，在创面单侧或双侧将皮瓣设计成三角形。切开皮瓣全层皮肤，沿皮下分离，形成皮下蒂皮瓣滑行至缺损处，以 V-Y 推进缝合伤口。此皮瓣不同于一般 V-Y 推进皮瓣。一般 V-Y 推进皮瓣是 V 形皮瓣基底提供血供；而三角形皮下蒂皮瓣血供不是由皮瓣基底提供的，却是由两侧斜行皮下蒂提供的，故又称为风筝皮瓣。设计此种皮瓣时，尤其要注意其皮下蒂的方向，如图 2-3-57 所示是错误的，图 2-3-58 是正确的。该皮瓣的滑行范围取决于皮下蒂的松紧度。只要蒂部血供可靠，其皮瓣成活率就极高。特别适合面部小创面的修复（图 2-3-59），如眉间色素痣（图 2-3-60a、图 2-3-60b）、左颞部色素痣（图 2-3-61a、图 2-3-61b）、左下睑外侧色素痣（图 2-3-62a、图 2-3-62b）、上唇人中部色素痣（图 2-3-63）。

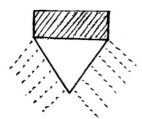
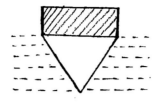

图 2-3-57 错误血供方向的单侧皮下蒂皮瓣

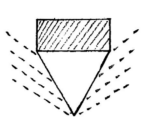
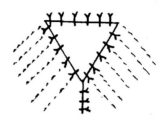

图 2-3-58 正确的单侧皮下蒂皮瓣

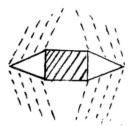
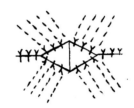

图 2-3-59 双侧皮下蒂皮瓣

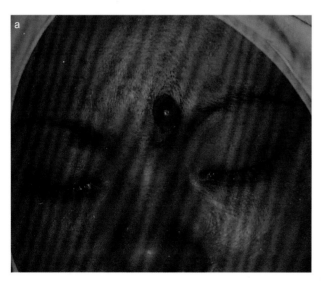

图 2-3-60a 眉间色素痣

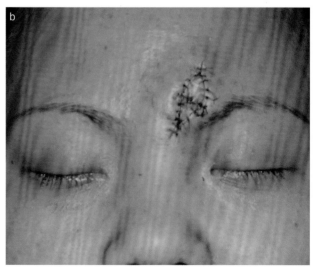

图 2-3-60b 眉间色素痣切除后创面用皮下蒂皮瓣修复

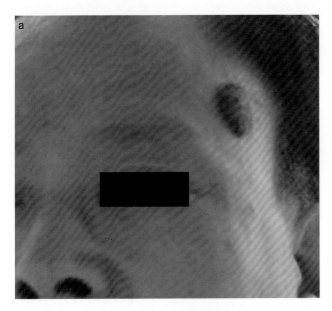

图 2-3-61a　左颞部色素痣

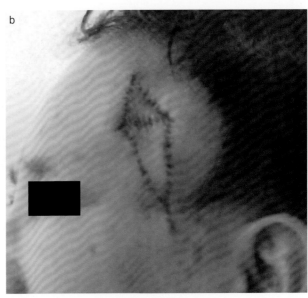

图 2-3-61b　左颞部色素痣切除后创面应用皮下蒂皮瓣修复

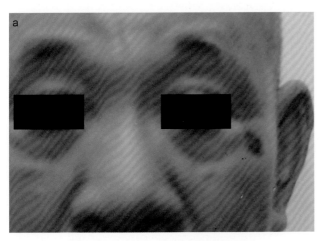

图 2-3-62a　左下睑外侧色素痣

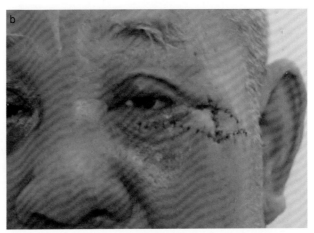

图 2-3-62b　左下睑外侧色素痣切除后创面应用皮下蒂皮瓣修复

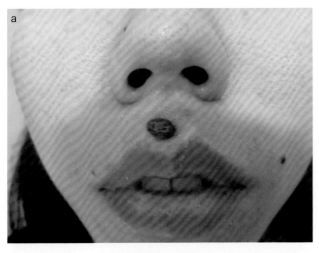

图 2-3-63a　人中部色素痣切除后创面应用三角形皮下蒂皮瓣修复（术前）

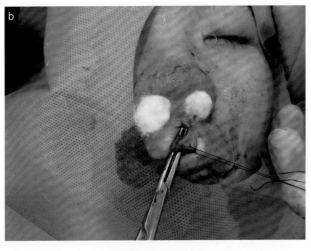

图 2-3-63b　人中部色素痣切除后创面应用三角形皮下蒂皮瓣修复（术中）

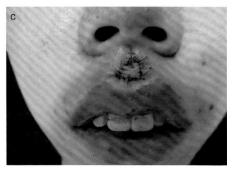

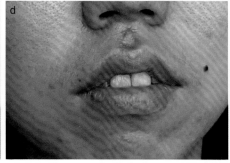

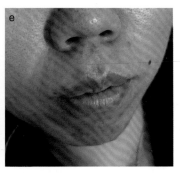

图 2-3-63c　人中部色素痣切除后创面应用三角形皮下蒂皮瓣修复（术后）

图 2-3-63d　人中部色素痣切除后创面应用三角形皮下蒂皮瓣修复（术后 1 个月）

图 2-3-63e　人中部色素痣切除后创面应用三角形皮下蒂皮瓣修复（术后 1 年）

人中部色素痣切除后创面应用三角形皮下蒂皮瓣修复（图 2-3-63），术中（图 2-3-63b）血管钳上方显示三角形皮下蒂皮瓣一侧血管蒂。

第四节　肿瘤切除后创面应用带血管蒂的岛状皮瓣转移修复

岛状皮瓣是指带有知名血管蒂或带有知名血管神经蒂的皮下组织及皮肤组织的皮瓣，其特点是转移范围大、成活率高。体表肿瘤切除后创面修复常用的岛状皮瓣有如下可供选择：

一　面部

（一）面部主要动脉分布及可切取的皮瓣

如图 2-4-1 所示，面部可设计如下几种皮瓣：

（1）颞浅动脉顶支头皮瓣。

（2）颞浅动脉额支前额皮瓣。

（3）颞浅动脉顶支头皮筋膜皮瓣。

（4）颞浅动脉垂柳支耳后皮瓣。

（5）滑车上动脉前额皮瓣。

（6）面动脉鼻外侧分支皮瓣。

（7）面动脉岛状皮瓣（顺行、逆行）。

（8）面动脉上、下唇动脉皮瓣。

（9）面动脉颏下分支皮瓣。

（10）耳后动脉皮瓣。

（11）颞浅动脉耳前皮瓣（顺行、逆行）。

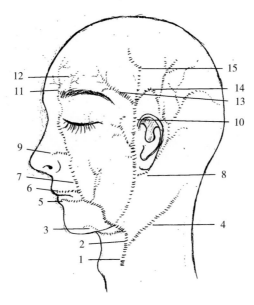

图 2-4-1　面部主要动脉分布示意图

1. 颈总动脉　2. 颈外动脉　3. 颏下动脉　4. 颈内动脉　5. 下唇动脉　6. 上唇动脉　7. 面动脉　8. 耳后动脉　9. 鼻外动脉　10. 颞浅动脉　11. 滑车上动脉　12. 眶上动脉　13. 颞浅动脉额支　14. 颞浅动脉垂柳支　15. 颞浅动脉顶支

（二）病例介绍

1. 颞浅动脉双叶岛状皮瓣

右颧部血管平滑肌瘤术后复发行扩大切除术后应用颞浅动脉额支前额皮瓣及顶支头皮筋膜皮瓣修复（图 2-4-2 ~ 图 2-4-5）（刊登于《中华烧伤整形外科杂志》1987 年第 3 期）。

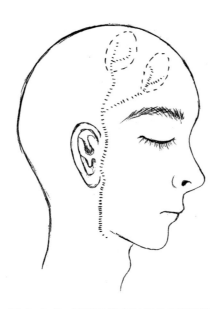

图 2-4-2　颞浅动脉双叶岛状皮瓣设计

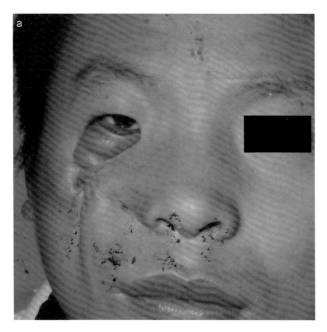
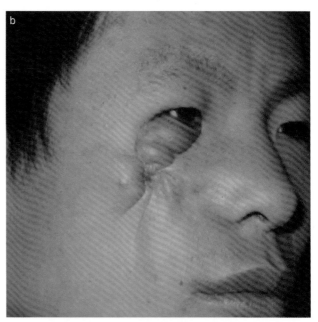

图 2-4-3　a. 右颧部血管平滑肌瘤术后复发（正面）。b. 右颧部血管平滑肌瘤术后复发（侧面）

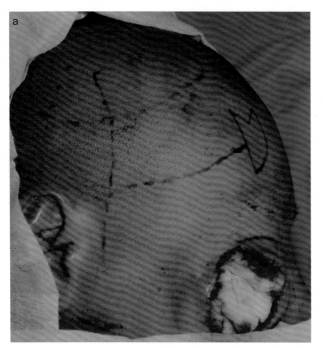
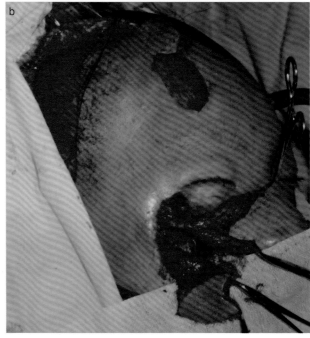

图 2-4-4　a. 右颧部血管平滑肌瘤扩大切除和颞浅动脉前额皮瓣及顶支头皮筋膜皮瓣设计。b. 右颧部血管平滑肌瘤扩大切除，术中将颞浅动脉头皮筋膜皮瓣及前额皮瓣转移至受区

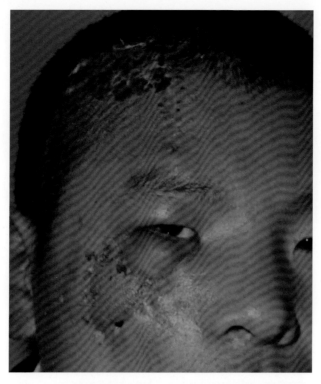

图 2-4-5　右颧部血管平滑肌瘤扩大切除创面修复术后 10 天

手术步骤：

（1）扩大切除肿瘤病灶，创面直达颧骨骨面，仅用皮瓣修复组织量不足，决定用颞浅动脉双叶岛状皮瓣修复。

（2）依照病灶缺损创面模板（用消毒纸或消毒纱布裁剪）设计以颞浅动脉额支为蒂的前额皮瓣，以颞浅动脉顶支为蒂的头皮筋膜皮瓣。

（3）耳前上方切开皮肤，在毛囊深层向两侧剥离并掀起皮肤暴露出颞浅动静脉主干，沿术前血管多普勒超声检查的颞浅动静脉额支及顶支方向继续切开皮肤。沿颞浅动脉顶支走行切开头皮，在毛囊下小心向两侧分离头皮，显露出颞筋膜所需面积后，切开颞筋膜，在帽状腱膜下分离筋膜皮瓣直达颞浅动静脉顶支蒂部；于前额处沿颞浅动静脉额支二次设计出所需皮瓣大小，切开皮肤直达骨膜，在帽状腱膜下分离切取皮瓣。

（4）将颞浅动静脉主干所携带顶支筋膜皮瓣及额支皮瓣通过皮下隧道转移至缺损区，以筋膜皮瓣填充骨面，皮瓣覆盖筋膜皮瓣之上，依次缝合创面。

（5）耳前、颞顶、前额伤口行 I 期缝合。

2. 滑车上动脉皮瓣

鼻背基底细胞癌扩大切除后应用滑车上动脉皮瓣转移修复（图 2-4-6 ~ 图 2-4-9）。

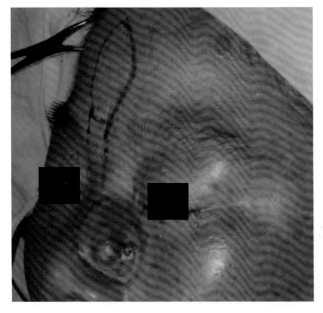

图 2-4-6　鼻背基底细胞癌术前及滑车上动脉前额皮瓣
设计

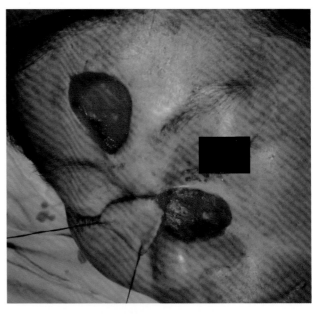

图 2-4-7　鼻背基底细胞癌扩大切除和滑车上动脉前额皮
瓣切取与转移

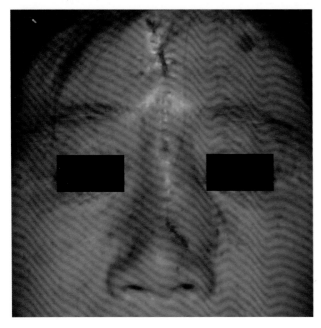

图 2-4-8　鼻背基底细胞癌扩大切除后创面应用滑车上动
脉皮瓣修复（术后 7 天）

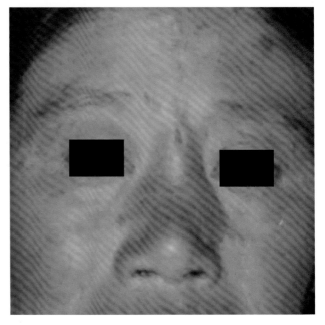

图 2-4-9　鼻背基底细胞癌扩大切除术后 1.5 年

手术步骤：

（1）扩大切除鼻背肿瘤，经术中冰冻切片检查，肿瘤四周及基底处均为阴性。

（2）依据鼻背创面模块而设计，以右侧滑车上动脉为蒂设计斜行前额皮瓣。

（3）依据设计线切开前额皮肤皮下组织、额肌筋膜及额肌，在额肌深层锐性分离皮瓣直达鼻根部。

（4）掀起皮瓣通过鼻根部皮下隧道旋转达鼻背缺损处，分层缝合。

（5）前额伤口直接缝合。

3. 扇形唇动脉皮瓣

左下唇鳞状上皮细胞癌扩大切除，遗留下唇 2/3 缺损——应用扇形唇动脉皮瓣修复（图 2-4-10~图 2-4-14）。

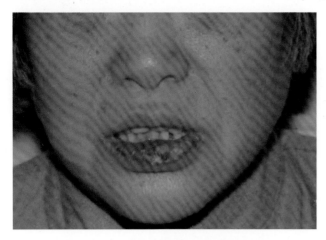

图 2-4-10　左下唇鳞状上皮细胞癌术前

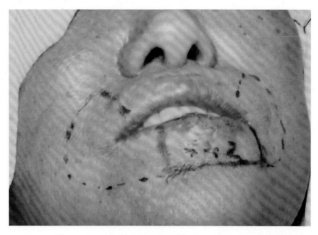

图 2-4-11　左下唇鳞状上皮细胞癌切除范围及扇形唇动脉皮瓣设计

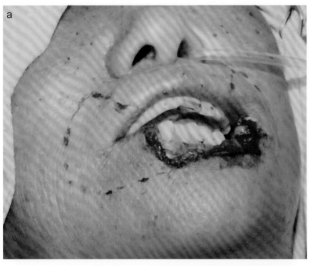

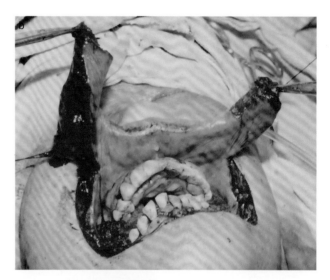

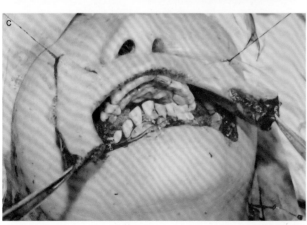

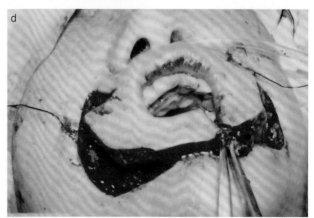

图 2-4-12　a. 左下唇鳞状上皮细胞癌扩大切除和扇形唇动脉皮瓣设计。b. 左下唇鳞状上皮细胞癌扩大切除和扇形唇动脉皮瓣切取及转移。c. 左下唇鳞状上皮细胞癌扩大切除和扇形唇动脉皮瓣切取及转移。d. 左下唇鳞状上皮细胞癌扩大切除和扇形唇动脉皮瓣切取及转移

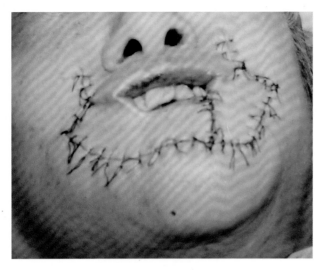 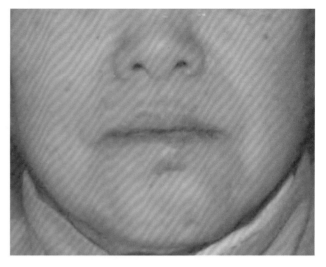

图 2-4-13 左下唇鳞状上皮细胞癌扩大切除后创面应用扇 图 2-4-14 左下唇鳞状上皮细胞癌扩大切除后创面应用扇
　　　　　形唇动脉皮瓣修复（术中）　　　　　　　　　　　　形唇动脉皮瓣修复（术后 1 年）

手术步骤：

（1）扩大切除下唇肿瘤病灶。

（2）测量下唇缺损的高度，于两侧上唇外侧设计斜向颊部切口，切口的长度等于缺损下唇高度，将切口以 60° 角折向外下方弧形绕过口角，再折向内下方，与缺损处外缘相连。

（3）沿切口线用锐性尖刀片以刀尖穿透颊唇组织做全层切开，形成两侧上唇唇红做唇瓣蒂部，千万注意不要损伤唇红动脉。

（4）以丝线牵引皮瓣，以蒂部为中心，将唇瓣向下旋转，并向中线推进至缺损部位，分层缝合黏膜肌层及皮肤。

（5）在下唇缺损部位于下唇中央时，旋转唇瓣形成新口角时应注意塑形缝合。视情况可将两上唇瓣尖角做一小横切口插入或修剪缝合。

4. 面动脉岛状皮瓣

左鼻翼基底细胞癌（图 2-4-15）扩大切除后应用面动脉逆行岛状皮瓣修复。

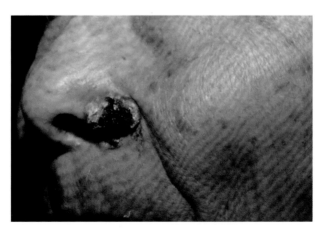

图 2-4-15　左鼻翼基底细胞癌术前

手术步骤：

（1）扩大切除左鼻翼肿瘤病灶，部分鼻翼缺损。

（2）依据缺损病灶模板设计左鼻唇沟皮瓣。

（3）沿设计线做左鼻唇沟皮肤切口，直达深筋膜下，在皮瓣远端找到面动脉或确定在皮瓣内时，予以切断面动脉结扎，将面动脉保留在皮瓣上，沿其基底部向皮瓣蒂部分离，形成面动脉逆行岛状皮瓣（图2-4-16、图2-4-17）。切取鼻唇沟皮瓣较小时，亦可不必将面动脉包含在皮瓣内（图2-4-16~图2-4-18）。

（4）将皮瓣转移至左鼻唇缺损处进行缝合，皮瓣前端稍做修薄折叠以修复鼻翼缺损。

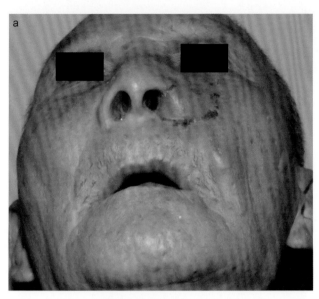

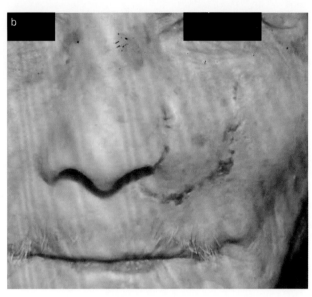

图 2-4-16a　左鼻翼基底细胞癌扩大切除后创面应用面动脉岛状皮瓣修复（术后 10 天，仰面观）

图 2-4-16b　左鼻翼基底细胞癌扩大切除后创面应用面动脉岛状皮瓣修复（术后 10 天，正面观）

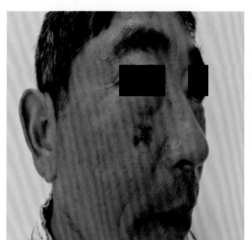
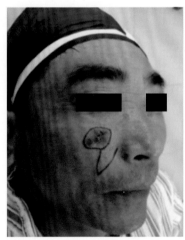
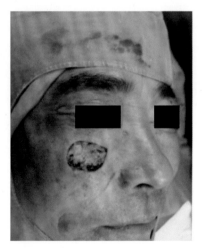

图 2-4-17　面部基底细胞癌扩大切除，设计鼻唇沟皮瓣

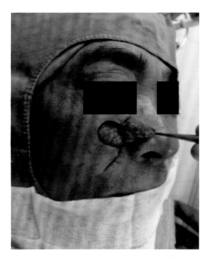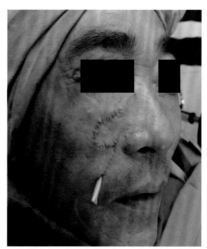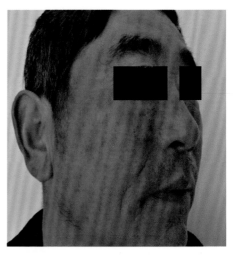

图 2-4-18　设计鼻唇沟皮瓣覆盖创面，术后 1 周拆线

二　胸腹部

（一）胸腹部常可选用动脉岛状皮瓣

胸腹部常用的有背阔肌（胸背动脉）皮瓣、旋肩胛动脉皮瓣、前胸动脉（胸廓内动脉穿支）皮瓣、腹壁浅动脉皮瓣、旋髂浅动脉皮瓣、脐旁（腹壁下动脉穿支）皮瓣。下面分别介绍各皮瓣可选用的动脉：

1. 背阔肌皮瓣（图 2-4-19）——胸背动脉

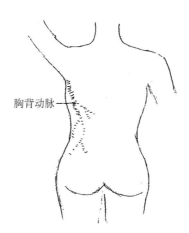

胸背动脉

图 2-4-19　胸背动脉皮瓣

2. 旋肩胛动脉皮瓣（上、中、下支亦可分别形成皮瓣）（图 2-4-20）——旋肩胛动脉

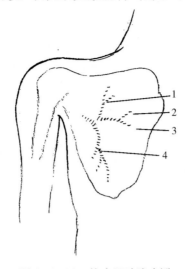

图 2-4-20 旋肩胛动脉皮瓣

1. 旋肩胛动脉 2. 上支 3. 中支 4. 下支

3. 前胸动脉皮瓣（图 2-4-21）——胸廓内动脉穿支

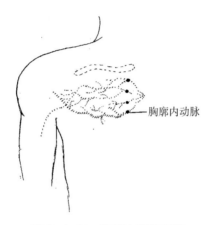

胸廓内动脉

图 2-4-21 胸廓内动脉皮瓣

4. 腹壁浅动脉皮瓣（图 2-4-22）——腹壁浅动脉、旋髂浅动脉皮瓣（图 2-4-23）——旋髂浅动脉

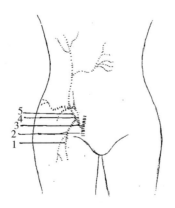

图 2-4-22 腹壁浅动脉皮瓣

1. 股动脉长股皮支 2. 股动脉 3. 旋髂浅动脉 4. 旋髂浅动脉深主支 5. 旋髂浅动脉浅主支

5.脐旁皮瓣（图2-4-23）——腹壁下动脉穿支

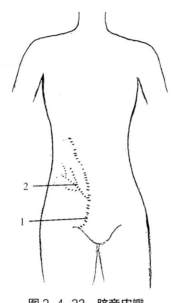

图 2-4-23　脐旁皮瓣
1.腹壁下动脉穿支　2.脐旁皮肤穿支

（二）病例介绍

1.背阔肌皮瓣修复前胸创面

应用背阔肌皮瓣修复左前胸隆突性纤维肉瘤扩大切除创面（图 2-4-24～图 2-4-27）。

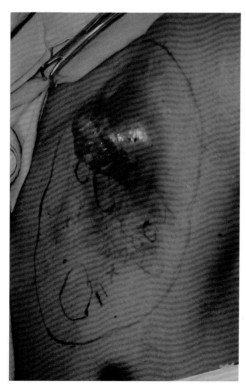

图 2-4-24　左前胸隆突性纤维肉瘤多次手术后复发（术前照）

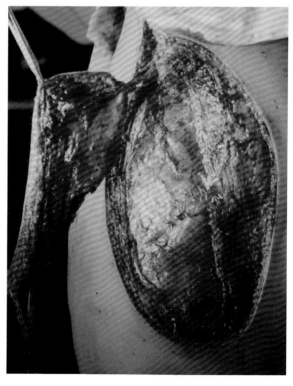

图 2-4-25　应用左侧背阔肌皮瓣修复左前胸创面，图示已掀起左背阔肌皮瓣

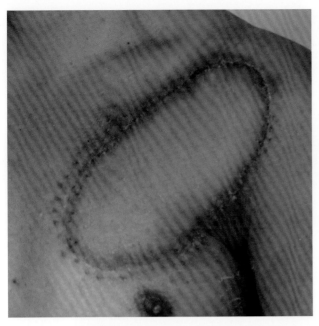

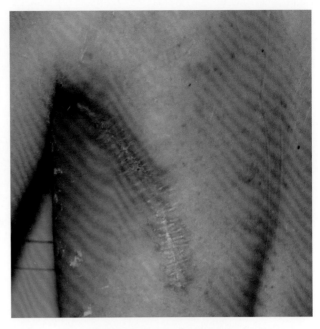

图 2-4-26　左前胸隆突性纤维肉瘤扩大切除术后应用左背阔肌皮瓣转移修复，术后 10 天

图 2-4-27　左背阔肌皮瓣切取后遗留创面 I 期缝合术后 2 周（正面观）

2. 背阔肌皮瓣修复肩胛区创面

应用背阔肌皮瓣修复左肩胛区隆突性纤维肉瘤扩大切除创面（图 2-4-28、图 2-4-29）。

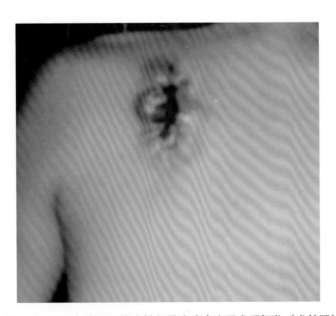

图 2-4-28　左肩胛区隆突性纤维肉瘤多次手术后复发（术前照）

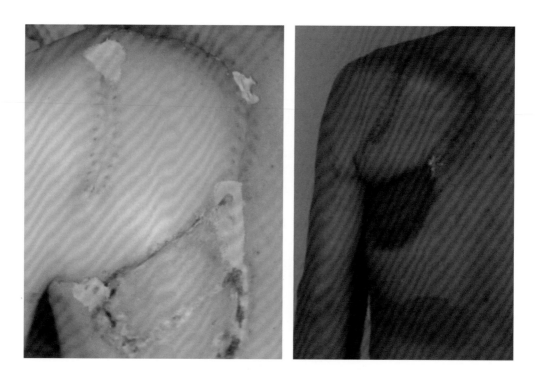

图 2-4-29　左肩胛区隆突性纤维肉瘤扩大切除后应用左背阔肌皮瓣修复（术后），供皮瓣区行皮片移植

3. 背阔肌皮瓣修复右上臂区创面

应用背阔肌皮瓣修复右上臂纤维肉瘤术后复发扩大切除创面（图 2-4-30 ~ 图 2-4-32）。

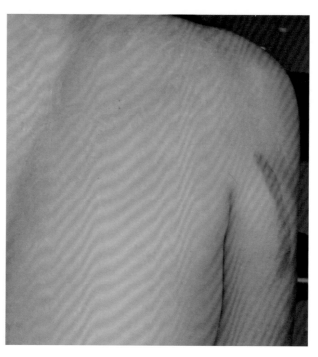

图 2-4-30　右上臂纤维肉瘤术后复发（术前照）

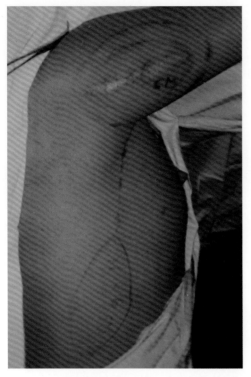

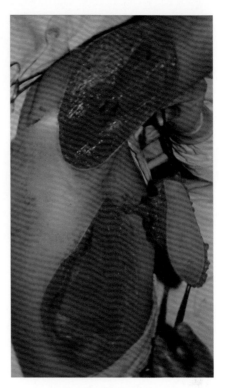

图 2-4-31　右上臂纤维肉瘤扩大切除范围及应用右背阔肌　　图 2-4-32　右上臂复发性纤维肉瘤扩大切除及右背阔肌皮
　　　　　　皮瓣转移修复术中设计　　　　　　　　　　　　　　　　　　　瓣掀起

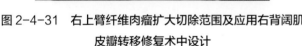

背阔肌皮瓣转移修复手术步骤，以修复前胸创面为例。

（1）扩大切除肿块遗留创面，剪下创面模板。

（2）以同侧腋窝顶点为皮瓣的轴心点，测量轴心点到创面的距离，以此距离长度沿胸背动脉走行（术前可用血管多普勒超声测定）方向设定背阔肌皮瓣的起点，依创面模板形状初步画出皮瓣的大小。

（3）从设计皮瓣一侧腋窝处，沿背阔肌前缘处纵向切开皮肤、皮下组织，钝性分离腋窝处筋膜脂肪组织，显露胸背动脉至入肌处，至此留出皮瓣血管蒂长度，调整初定皮瓣设计范围，重新设计皮瓣。

（4）沿设计皮瓣四周切开，将肌肉与皮肤缝合数针，以防分离。最后从皮瓣远端切断肌肉，向皮瓣蒂部掀起皮瓣。

（5）在腋窝与前胸壁创面之间形成皮下隧道，将皮瓣经隧道转移至胸部创面，分层缝合。转移中注意蒂部不扭转。

（6）供区创面直接进行拉拢缝合。

注：背阔肌皮瓣血供丰富，切取范围较大。带胸背动脉血管蒂皮瓣可向上转移修复头颈部，向前可达同侧上胸部及对侧胸廓，亦可用于同侧上臂及前臂创面修复，向后转移可达同侧肩部及对侧背部等。如有需要，该皮瓣还可加做皮瓣延迟手术。最终可形成长达 25cm 的皮瓣供创面修复之用。

4. 脐旁（腹壁下动脉穿支）皮瓣修复腹股沟创面

右足跟黑色素瘤扩大切除和皮瓣修复术后行右腹股沟淋巴结清扫，再应用脐旁皮瓣修复腹股沟创面（图 2-4-33 ~ 图 2-4-35）。

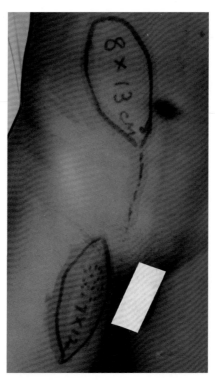

图 2-4-33　右足跟黑色素瘤伴右腹股沟淋巴结转移（虚线标记处），准备行右腹股沟淋巴结清扫＋脐旁皮瓣转移修复（术中设计图）

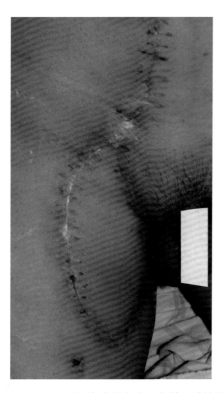

图 2-4-34　右足跟黑色素瘤伴右腹股沟淋巴结转移，行右腹股沟淋巴结清扫后应用脐旁皮瓣转移修复（术后 2 周）

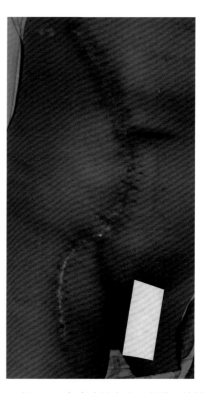

图 2-4-35　右足跟黑色素瘤伴右腹股沟淋巴结转移，行右腹股沟淋巴结清扫后应用脐旁皮瓣转移修复，供皮瓣区切口直接缝合术后 2 周

手术步骤：

（1）按设计常规行腹股沟淋巴结清扫，遗留创面待修复（注：用皮瓣修复时，腹股沟淋巴结清扫手术切口周围可切除 3～5cm 皮肤，不必将切口边缘皮肤剥离过薄）。

（2）术前以血管多普勒超声检查腹壁下动脉起点及脐旁皮瓣穿支血管处为依据设计斜行皮瓣，或以脐下 3cm、中线旁开 2cm 为皮瓣起始部初步设计斜行皮瓣。

（3）沿腹壁下动脉走行方向切开皮肤、皮下组织及腹直肌前鞘。将腹直肌拉向外侧，顺腹直肌向深层分离即可见到腹壁下动静脉的走行方向。顺血管蒂向上分离，当发现血管进入腹直肌分支时，切开腹直肌前鞘，将部分前鞘及肌肉袖保留在血管分支周围。

（4）当确定有较粗分支进入皮瓣后，再次设定皮瓣范围。

（5）沿设计皮瓣四周做皮肤、皮下及深筋膜切开，自皮瓣远端在筋膜下层沿腹外斜肌表面向脐部分离，直达皮瓣血管蒂。

（6）将切取的腹壁下动脉穿支脐旁皮瓣带蒂旋转至腹股沟处行分层缝合。

（7）供区可将切口周围皮肤稍加分离后直接行拉拢缝合。

注：脐旁皮瓣用于修复腹股沟淋巴结清扫创面，既可缩短住院时间，又可免除腹股沟淋巴结清扫术后的皮瓣坏死、淋巴漏之忧，具有修复效果好的优点，值得推广应用。

三 上肢

（一）上肢常可选用岛状动脉皮瓣

上肢常用皮瓣有臂外侧皮瓣、臂内侧皮瓣、前臂桡动脉皮瓣（顺行、逆行）、前臂尺动脉皮瓣（顺行、逆行）、手掌第一掌骨背动脉皮瓣、手指侧方动脉皮瓣等（图 2-4-36～图 2-4-40）。

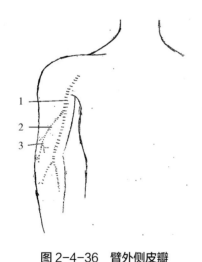

图 2-4-36　臂外侧皮瓣

1.肱动脉　2.肱深动脉　3.桡侧副动脉

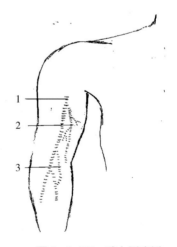

图 2-4-37　臂内侧皮瓣

1.肱动脉　2.尺侧上副动脉　3.尺侧下副动脉

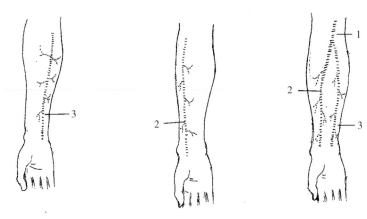

图 2-4-38　前臂桡动脉、尺动脉皮瓣

1.肱动脉　2.桡动脉　3.尺动脉

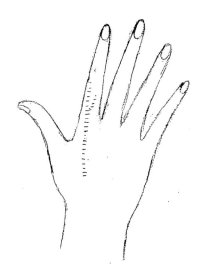

图 2-4-39　手掌第一掌骨背动脉（桡动脉腕背支发出）皮瓣

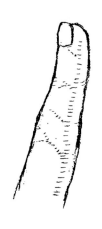

图 2-4-40　手指侧方指动脉皮瓣

（二）病例介绍

前臂桡动脉逆行岛状皮瓣

应用左前臂桡动脉逆行岛状皮瓣修复左手虎口鳞癌扩大切除创面（图 2-4-41 ~ 图 2-4-43）。

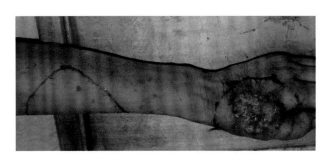

图 2-4-41　左手虎口鳞状上皮细胞癌

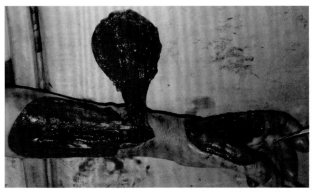

图 2-4-42　左前臂桡动脉逆行岛状皮瓣掀起

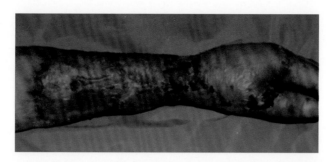

图 2-4-43　左手虎口鳞癌扩大切除后创面应用前臂桡动脉逆行岛状皮瓣修复（术后 2 周）

手术步骤：

（1）应用前臂桡动脉逆行岛状皮瓣要牺牲一条前臂主要血管，在术前要确认尺动脉血供完好，保证前臂血供。临床上可采用 Allen 试验判断。

（2）扩大切除左手虎口肿瘤，遗留创面取模板。

（3）以肘正中与桡动脉腕部搏动处做一直线为皮瓣设计的纵轴线，以腕部桡动脉搏动点为皮瓣旋转点测量皮瓣蒂长，以此长度向上设计皮瓣蒂长及皮瓣范围（用模板）。

（4）在上臂气囊止血带下，先在腕部做皮肤切开，找到桡动脉予以保护。然后沿皮瓣四周切开皮肤、皮下组织及深筋膜，从两侧深筋膜下向中间分离，结扎桡动脉至深层分支。

（5）观察桡动脉搏动，于皮瓣近端结扎桡动静脉，形成前臂桡动脉逆行岛状皮瓣。

（6）将皮瓣逆行旋转 180°至虎口创面，分层缝合。

（7）供皮瓣区行皮片移植修复。

四　下肢

（一）下肢常可选用动脉岛状皮瓣

下肢常用皮瓣有臀大肌皮瓣、阔筋膜张肌皮瓣、膝内侧隐动脉皮瓣、腓肠肌皮瓣、足背皮瓣、小腿内侧皮瓣、足底内侧皮瓣（图 2-4-44 ~ 图 2-4-50）等。

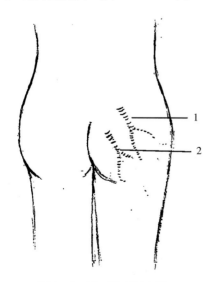

图 2-4-44　臀大肌皮瓣

1. 臀上动脉　2. 臀下动脉

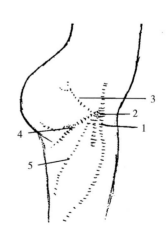

图 2-4-45　阔筋膜张肌皮瓣

1. 股深动脉　2. 旋髂外侧动脉　3. 升支　4. 横支　5. 降支

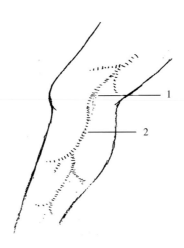

图 2-4-46　膝内侧隐动脉皮瓣

1. 膝降动脉　2. 隐动脉

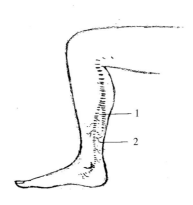

图 2-4-47　小腿内侧皮瓣

1. 胫后动脉　2. 胫后动脉皮支

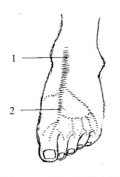

图 2-4-48　足背皮瓣

1. 胫前动脉　2. 足背动脉

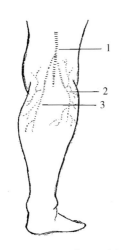

图 2-4-49　腓肠肌皮瓣

1. 腘动脉　2. 腓肠肌内侧头血管　3. 腓肠肌外侧头血管

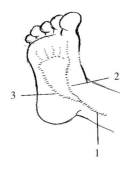

图 2-4-50　足底内侧皮瓣

1. 胫后动脉　2. 跖内侧动脉　3. 跖外侧动脉

（二）病例介绍

1. 臀大肌皮瓣

应用臀大肌皮瓣旋转修复臀部血管瘤切除创面（图 2-4-51、图 2-4-52）。

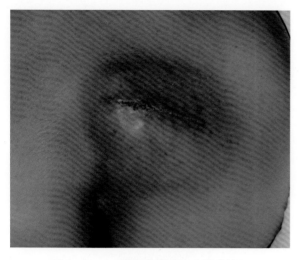

图 2-4-51 臀部血管瘤中止手术转入

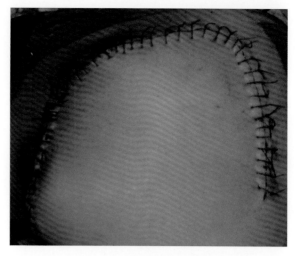

图 2-4-52 臀部血管瘤切除后创面应用臀下动脉皮瓣转移修复

手术步骤：

（1）沿臀部血管瘤外周正常组织做切口，仔细分离切除来源于臀上动脉的血管瘤。遗留创面取模板。

（2）依据模板在创面的下方，以臀下动脉为蒂设计皮瓣范围。

（3）切开皮瓣四周直达深筋膜，在臀大肌与臀中肌肌间隙分离，找到臀下动脉，根据血管走行方向形成以臀下动脉为蒂的旋转皮瓣。

（4）将皮瓣向内上旋转，分层缝合创面。

2. 阔筋膜张肌皮瓣

应用阔筋膜张肌皮瓣转移修复左臀部纤维肉瘤术后复发切除创面（图 2-4-53、图 2-4-54）。

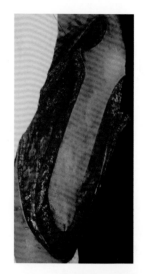

图 2-4-53 阔筋膜张肌皮瓣切取

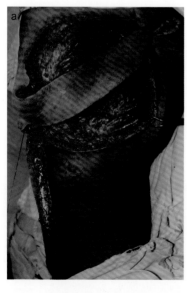

图 2-4-54a 将阔筋膜张肌皮瓣旋转至左臀创面

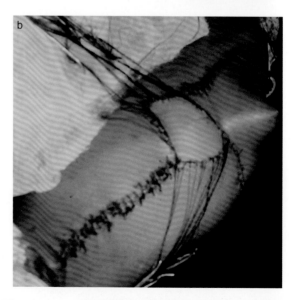

图 2-4-54b 将阔筋膜张肌皮瓣旋转至左臀部创面缝合，供区不能缝合处行全厚皮片移植

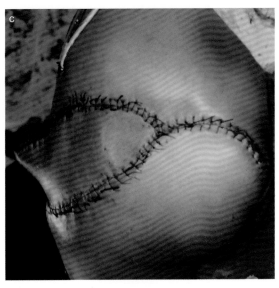

图 2-4-54c　将阔筋膜张肌皮瓣旋转至左臀部创面缝合术毕

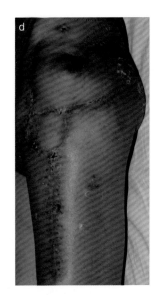

图 2-4-54d　左臀部纤维肉瘤扩大切除后创面应用阔筋膜张肌皮瓣修复（术后 2 周）

手术步骤：

（1）扩大切除左臀部肿瘤，遗留创面取模板。

（2）根据术前血管超声多普勒探测旋股外侧动脉自股深动脉穿出点及血管走行方向设计皮瓣的大小，以旋股动脉穿出点为轴心。

（3）沿皮瓣设计线做前、后和下方皮肤及皮下组织切开直达阔筋膜深层，在内侧找出旋股外动脉予以保护。

（4）在阔筋膜深层由远向近剥离皮瓣，直达皮瓣蒂部。术中蒂部皮肤可不切开，为防止阔筋膜与皮肤分离，术中应将阔筋膜张肌与皮缘缝合数针。

（5）将阔筋膜张肌旋转至臀部创面分层缝合。

（6）供区创面直接缝合，仍遗留小创面取全厚皮片移植。

3. 膝内侧隐动脉皮瓣

应用膝内侧隐动脉皮瓣转移修复胫前鳞癌扩大切除创面（图 2-4-55 ~ 图 2-4-58）。

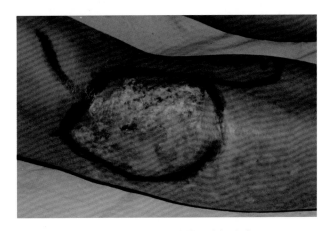

图 2-4-55　胫前鳞状上皮细胞癌

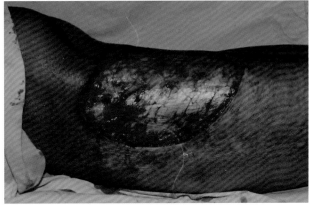

图 2-4-56　胫前鳞癌扩大切除

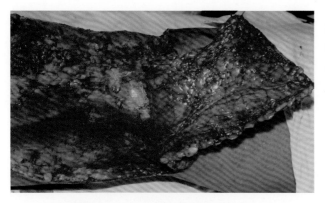

图 2-4-57　显示膝内侧隐动脉分支

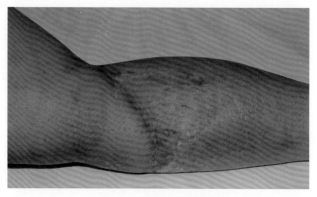

图 2-4-58　胫前鳞癌扩大切除后创面应用膝内侧隐动脉皮瓣修复（术后 1 个月）

手术步骤：

（1）扩大切除胫前鳞癌，遗留胫前缺损创面取模板。

（2）在创面内侧沿膝内侧隐动脉走行方向，按模板缺损面积设计皮瓣。

（3）沿皮瓣前、后和下方切开皮肤及皮下组织直达深筋膜下，在深筋膜下方分离，由远端向近端掀起皮瓣，直至分离至皮瓣蒂部。

（4）本例应用带蒂隐动脉皮瓣修复胫前缺损，术中皮瓣蒂部血管不必完全解剖显露，皮瓣蒂部皮肤不必切开，直接将分离皮瓣旋转至缺损处，分层缝合。

（5）供区创面行中厚皮片移植修复。

4. 腓肠肌内侧头皮瓣

应用腓肠肌内侧头皮瓣修复左膝外侧滑膜肉瘤术后复发扩大切除创面（图 2-4-59 ~ 图 2-4-62）。

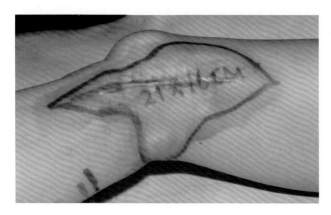

图 2-4-59　左膝外侧滑膜肉瘤术后复发

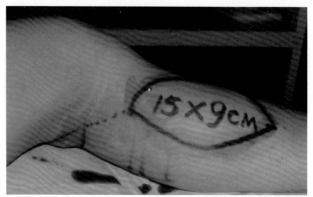

图 2-4-60　设计腓肠肌内侧头皮瓣

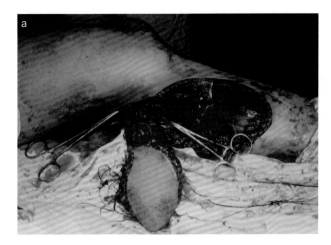

图 2-4-61a　腓肠肌内侧头皮瓣切取

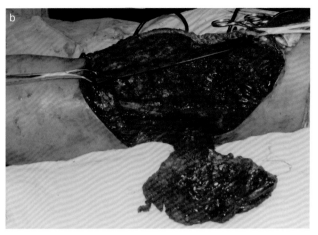

图 2-4-61b　腓肠肌内侧头皮瓣切取

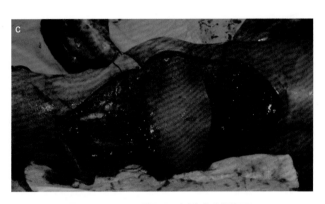

图 2-4-61c　腓肠肌内侧头皮瓣切取

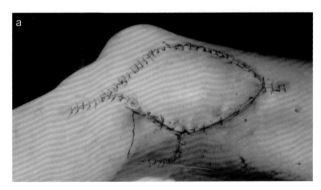

图 2-4-62a　左膝外侧滑膜肉瘤扩大切除后创面应用腓肠
　　　　　　肌内侧头皮瓣修复（术后）

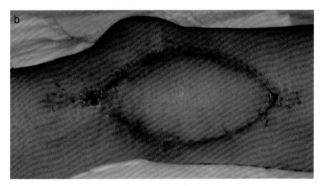

图 2-4-62b　左膝内侧滑膜肉瘤扩大切除后创面应用腓肠
　　　　　　肌内侧头皮瓣修复（术后 14 天）

手术步骤：

（1）扩大切除左膝外侧滑膜肉瘤，遗留创面取模板。

（2）测量出创面至小腿内侧血管蒂长度，根据受区缺损创面模板在小腿后内侧设计皮瓣，皮瓣前缘在胫骨的内侧面，后侧不超过小腿中线。

（3）在靠近腘窝处做皮瓣后上方切口，在小腿后正中线找到小隐静脉及腓神经，予以保护。切开深筋膜，找到腘窝部血管神经，显露出腓肠肌内侧头，分离出进入腓肠肌内侧头血管。

（4）在小腿后内侧切开皮瓣四周皮肤及皮下组织直达深筋膜下，从腓肠肌内外侧头之间切开该肌，钝性分离腓肠肌内侧头与其深层比目鱼肌之间的间隙，并切断腓肠肌上端股骨部附着部及其下端肌肉部分，形成带蒂岛状皮瓣。

（5）将带蒂的岛状皮瓣从腘窝后方转移至左膝外侧进行分层缝合。

（6）供区创面行中厚皮片移植修复。

5. 小腿内侧皮瓣（胫后动脉穿支皮瓣）

应用胫后动脉逆行岛状皮瓣转移修复右足跟黑色素瘤扩大切除创面（图 2-4-63 ~ 图 2-4-67）。

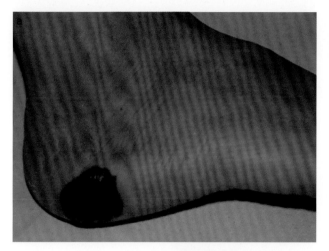

图 2-4-63a 右足跟黑色素瘤

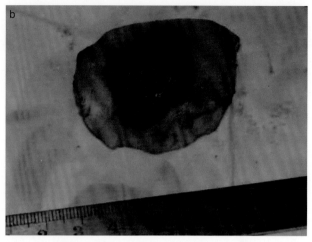

图 2-4-63b 右足跟黑色素瘤扩大切除

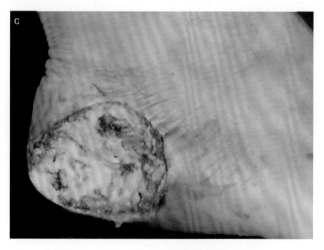

图 2-4-63c 右足跟黑色素瘤扩大切除

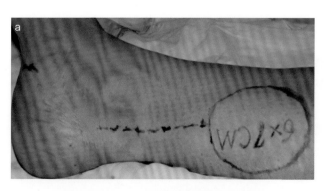

图 2-4-64a 小腿内侧皮瓣设计及切取

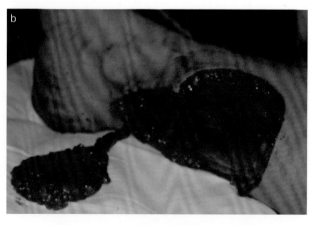

图 2-4-64b 小腿内侧皮瓣设计及切取

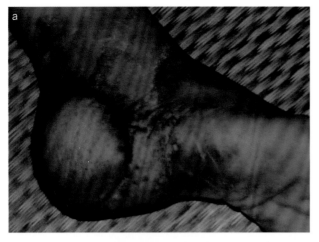

图 2-4-65a 右足跟黑色素瘤扩大切除后创面应用小腿内
侧皮瓣修复（术后）

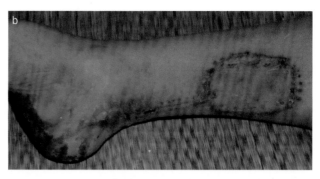

图 2-4-65b 右足跟黑色素瘤扩大切除后创面应用小腿内
侧皮瓣修复（术后供区）

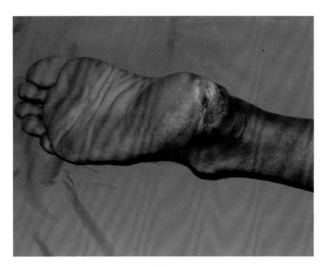

图 2-4-66 右足跟无色素性黑色素瘤

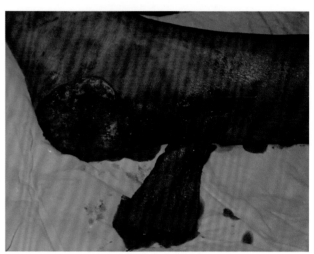

图 2-4-67 右足跟无色素性黑色素瘤扩大切除后，准备用
小腿内侧皮瓣修复

手术步骤：

（1）术前用超声多普勒探测证明足背动脉血供正常时再考虑行胫后动脉逆行岛状皮瓣切取。术前标记胫后动脉及分支的走行。

（2）扩大切除左足跟黑色素瘤，遗留足跟创面。

（3）沿胫后动脉走行线，以内踝为皮瓣旋转点，在其上方设计出皮瓣蒂长及皮瓣大小。

（4）在内踝与跟腱之间切开皮肤及皮下组织直达深筋膜，在内踝与跟腱之间分离出胫后动静脉，并沿血管近端分离至皮瓣下缘。切开皮瓣后缘皮肤直达深筋膜。在深筋膜下紧贴腓肠肌行肌膜分离，在肌间隙仔细寻找胫后动脉进入皮下分支，并小心予以保护。有时可发现多支皮支，选用较粗的 1~2 支作为皮瓣供血支，此时可上下调整皮瓣，设计最后的皮瓣范围。

（5）根据最终设计皮瓣范围，沿其四周切开皮肤及皮下组织直达深筋膜。并将皮肤与深筋膜缝合数针，以防分离。在深筋膜下沿胫骨后缘向后分离达胫骨内侧缘，沿骨嵴内侧缘纵向切开深筋膜，使皮瓣前后切口会合，形成仅带蒂胫血管束的皮瓣。

（6）在皮瓣近端用血管夹阻断胫后动静脉血流，观察 3~5min 后，如足部及皮瓣血循环良好，即切断胫后动静脉的近端，形成胫后动脉逆行岛状皮瓣。

（7）通过足跟皮下隧道将胫后动脉逆行岛状皮瓣转移至足跟创面，分层缝合。

（8）供区创面行中厚皮片移植修复。

6. 足底内侧皮瓣

应用胫后动脉分支足底内侧动静脉血管为蒂足底内侧皮瓣转移修复足跟黑色素瘤扩大切除创面（图2-4-68～图2-4-74）。

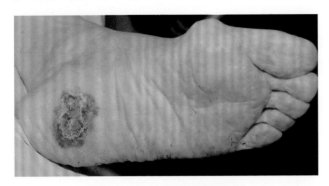

图2-4-68　左足底黑色素瘤

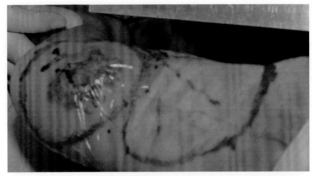

图2-4-69　左足底黑色素瘤切除范围及足底内侧皮瓣设计

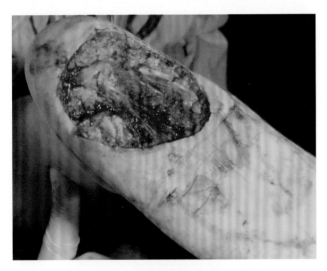

图2-4-70　左足底黑色素瘤扩大切除

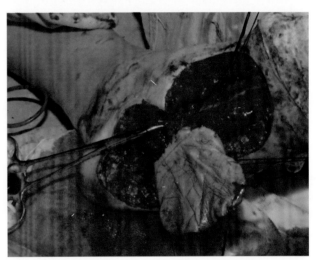

图2-4-71　左足底内侧岛状皮瓣切取

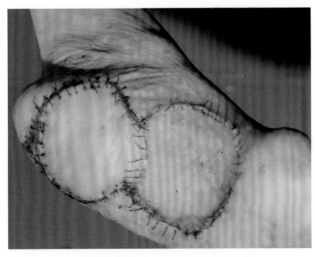

图2-4-72　左足底黑色素瘤扩大切除后创面应用足底内侧岛状皮瓣修复，供区行中厚皮片移植

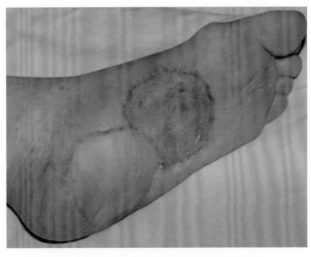

图2-4-73　左足底黑色素瘤扩大切除后创面应用足底内侧岛状皮瓣修复，供区行中厚皮片移植术后14天

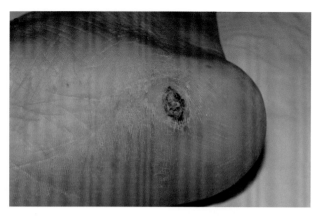

图 2-4-74a　右足底黑色素瘤

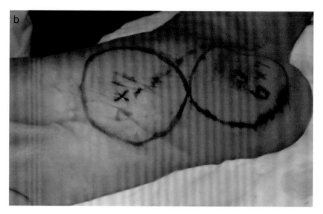

图 2-4-74b　右足底黑色素瘤扩大切除范围及足底内侧岛状皮瓣设计

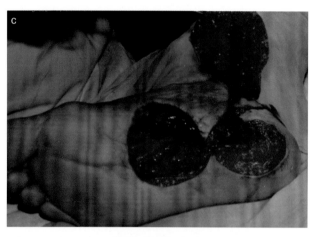

图 2-4-74c　右足底黑色素瘤扩大切除后创面应用足底内侧岛状皮瓣修复

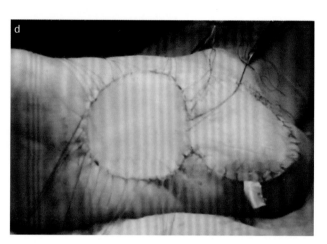

图 2-4-74d　右足底黑色素瘤扩大切除后创面应用足底内侧岛状皮瓣修复（术后）

手术步骤：

（1）扩大切除足底肿瘤，遗留创面取模板。

（2）紧靠创面边缘，于足底非负重区根据模板设计皮瓣范围。

（3）先在皮瓣远端切开皮肤和跖筋膜，在跖筋膜下的蹞展肌行筋膜表面分离，由远端向近端切开皮瓣周围皮肤，从筋膜下分离掀起皮瓣，并将跖筋膜与皮肤缝合数针，以防脱落。在蹞展肌与趾短屈肌仔细寻找足底内侧动静脉，并沿血管蒂向近端胫后动静脉分离出足够长度。

（4）直接将形成以足底内侧动静脉为蒂的岛状皮瓣转移至受区缝合。

（5）供区行中厚皮片移植修复。

第五节　肿瘤切除后创面应用带蒂筋膜皮瓣转移修复

带蒂筋膜皮瓣是包括皮肤、皮下组织和深筋膜的宽基皮瓣。常用皮瓣有头皮筋膜皮瓣及筋膜皮瓣，躯干、上肢、下肢均可切取筋膜皮瓣。该筋膜皮瓣可分为两种：一种按随意皮瓣局部设计，蒂宽与瓣长的比例可适当增大；另一种为含有知名血管的筋膜皮瓣，这种筋膜皮瓣的长宽比例可适度再增加。

病例介绍

小腿后侧带蒂筋膜皮瓣

应用小腿后侧带蒂筋膜皮瓣转移修复胫前瘢痕癌扩大切除创面（图 2-5-1 ~ 图 2-5-6）。

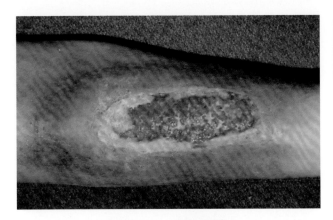

图 2-5-1 胫前瘢痕癌

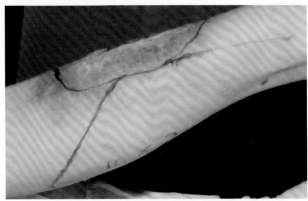

图 2-5-2 小腿后侧带蒂筋膜皮瓣设计

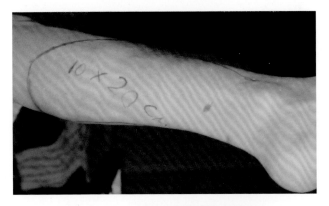

图 2-5-3 小腿后侧带蒂筋膜皮瓣设计

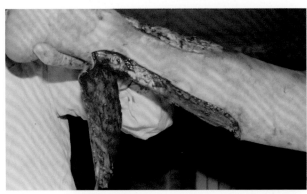

图 2-5-4 胫前瘢痕癌扩大切除后创面应用小腿后侧带蒂筋膜皮瓣修复（术中）

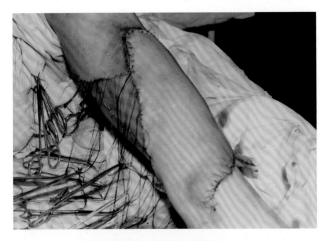

图 2-5-5 胫前瘢痕癌扩大切除后创面应用小腿后侧带蒂筋膜皮瓣修复（术毕）

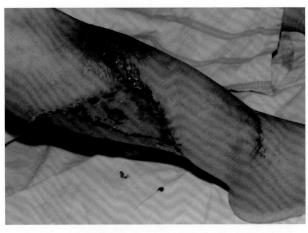

图 2-5-6 胫前瘢痕癌扩大切除后创面应用小腿后侧带蒂筋膜皮瓣修复（术后 14 天）

手术步骤：

（1）扩大切除胫前瘢痕癌，遗留创面。

（2）紧靠创面在小腿后侧设计远端蒂的筋膜皮瓣，依据创面模板决定皮瓣长宽，使转移皮瓣无张力。

（3）依据皮瓣设计范围切开皮瓣近端及两侧皮肤、皮下组织直达深筋膜下间隙，将腓神经及小隐静脉切断包含在皮瓣内，在深筋膜下由近及远向蒂部解剖。分离时要保持深筋膜完整无损，以保证皮瓣血供。并要将深筋膜与皮瓣边缘皮肤缝合数针，以防分离。

（4）当筋膜皮瓣完全剥离直达蒂部时要小心辨清腓动脉及胫后动脉筋膜穿支，予以保护。皮瓣分离直至试行转移缺损区无张力为止。

（5）将小腿后侧带蒂筋膜皮瓣转移至受区皮肤缺损处，分层缝合。

（6）供区行中厚皮片移植修复。

第六节　肿瘤切除后创面应用游离皮瓣移植修复

体表恶性肿瘤扩大切除后除以上修复方法之外，在具备显微外科条件（人员、技术、设备）的情况下，亦可考虑应用全身各部位切取的游离皮瓣移植修复。

一　小腿内侧游离皮瓣移植

应用小腿内侧游离皮瓣移植修复右手虎口鳞癌扩大切除创面（图2-6-1～图2-6-5）。

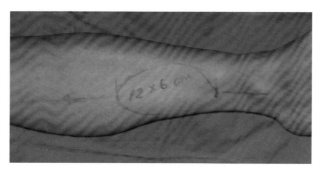

图2-6-1　小腿内侧游离皮瓣移植设计

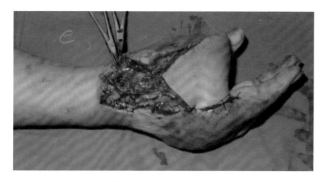

图2-6-2　应用小腿内侧游离皮瓣移植修复右手虎口鳞癌
扩大切除创面

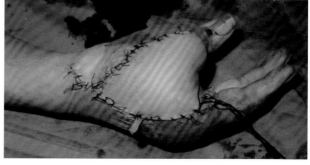

图2-6-3　右手虎口鳞癌扩大切除后创面应用小腿内侧游
离皮瓣移植修复（术后）

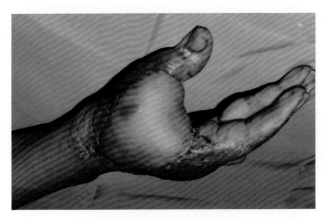

图 2-6-4 应用小腿内侧游离皮瓣移植修复右手虎口鳞癌
扩大切除创面（术后恢复期）

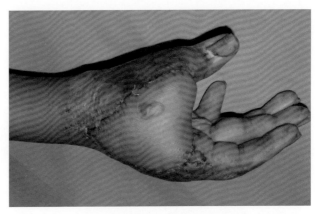

图 2-6-5 应用小腿内侧皮瓣游离移植修复右手虎口鳞癌
扩大切除创面（术后对掌功能）

二 背阔肌游离皮瓣移植

应用背阔肌游离皮瓣移植修复右足内踝纤维肉瘤术后复发扩大切除创面（图 2-6-6 ~ 图 2-6-9）。

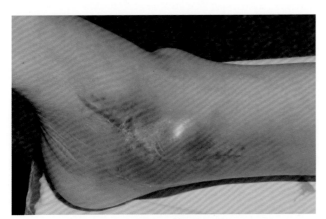

图 2-6-6 右足内踝纤维肉瘤术后复发

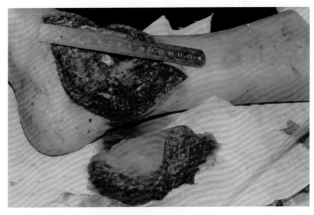

图 2-6-7 右足内踝纤维肉瘤扩大切除后应用背阔肌游
离皮瓣移植修复创面

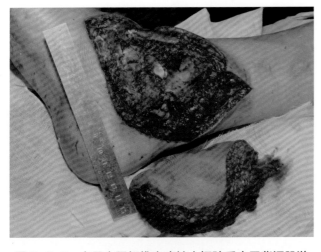

图 2-6-8 右足内踝纤维肉瘤扩大切除后应用背阔肌游
离皮瓣移植修复创面

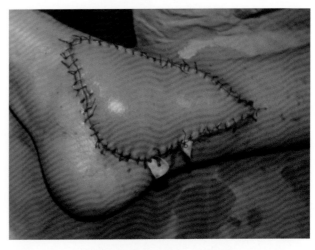

图 2-6-9 右足内踝纤维肉瘤扩大切除后应用背阔肌游
离皮瓣移植修复创面（术后）

第七节　尽可能保留肢体功能的修复

临床上有些体表软组织肿瘤虽属恶性，但其恶性程度不高，局部反复多次切除仍有复发。在这种情况下有时不得不考虑行截肢术。根据作者经验，对这种情况仍可根据病变侵犯的范围采用相应手术，最大限度地保留肢体功能。

一　右上肢瘤段切除后再植

右上臂内侧纤维组织细胞瘤切除术后多次复发，施行右上肢瘤段切除后再植术（图2-7-1～图2-7-5）。

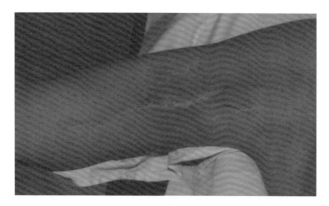

图2-7-1　右上臂纤维组织细胞瘤多次手术后复发

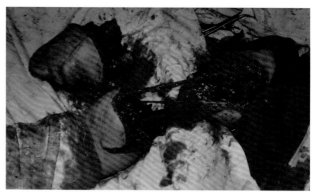

图2-7-2　右上肢瘤段切除后再植

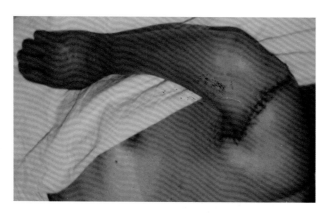

图2-7-3　右上肢瘤段切除后再植

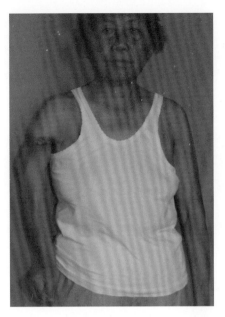

图 2-7-4　右上肢瘤段切除后再植，上肢部分功能得以保留

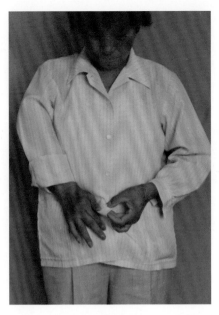

图 2-7-5　右上肢瘤段切除后再植，上肢部分功能得以保留

三　右下肢后侧屈肌群全切除

右下肢后侧侵袭性纤维肉瘤术后多次复发，行右下肢后侧屈肌群全切除修复，术后患者站立、膝关节屈伸功能尚存（图 2-7-6 ~ 图 2-7-11）。

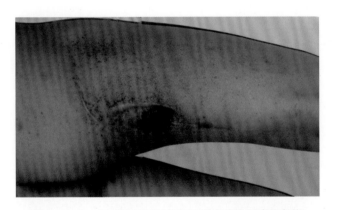

图 2-7-6　右下肢后侧侵袭性纤维肉瘤术后多次复发

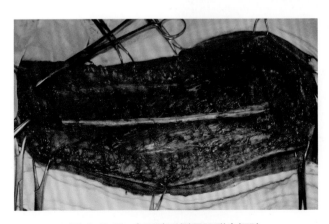

图 2-7-7　右下肢后侧屈肌群全切除

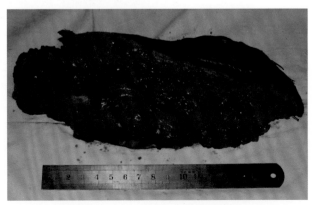

图 2-7-8　右下肢后侧屈肌群全切除

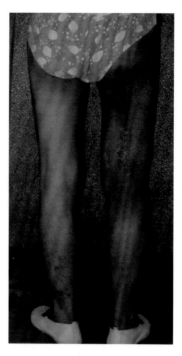

图 2-7-9　右下肢后侧侵袭性纤维肉瘤多次手术后复发，行右下肢后侧屈肌群全切除术后，右下肢功能尚存，术后双腿站立图

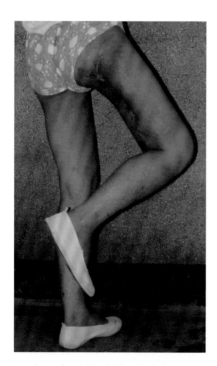

图 2-7-10　右下肢后侧侵袭性纤维肉瘤多次手术后复发，行右下肢后侧屈肌群全切除术后，下肢功能尚存，术后左腿站立、右腿提起图

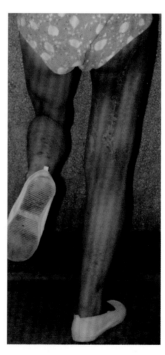

图 2-7-11　右下肢后侧侵袭性纤维肉瘤多次手术后复发，行右下肢后侧屈肌群全切除术后，右下肢功能尚存

第八节 对于体表上、下肢巨大肿瘤，不能以修复方法保留肢体功能，为挽救患者生命，也不得不采取截肢手术

一 前 1/4 截肢手术

1 例左肩胛软骨肉瘤，施行前 1/4 截肢术，肿瘤重达 19 斤（9.5kg）（图 2-8-1 ~ 图 2-8-4）。

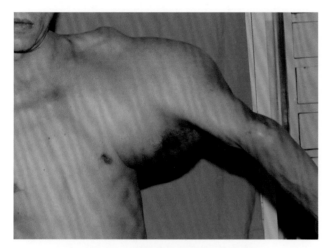

图 2-8-1 左肩胛软骨肉瘤（前面观）

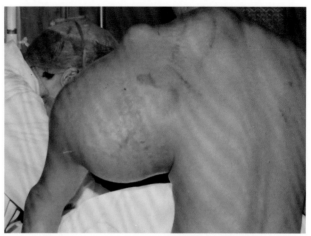

图 2-8-2 左肩胛软骨肉瘤（背面观）

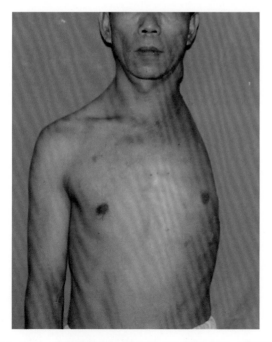

图 2-8-3 左肩胛软骨肉瘤左前 1/4 截肢术后（前面观）

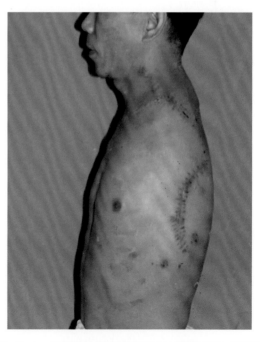

图 2-8-4 左肩胛软骨肉瘤左前 1/4 截肢术后（侧面观）

二 后 1/4 截肢手术

1例左下肢巨大纤维肉瘤，施行后 1/4 截肢术，肿瘤重达 76 斤（38kg）（图 2-8-5 ~ 图 2-8-8）。

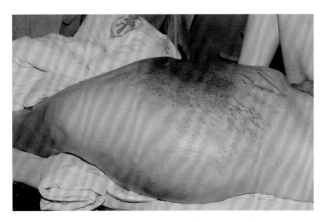

图 2-8-5　左下肢巨大纤维肉瘤（正面观）

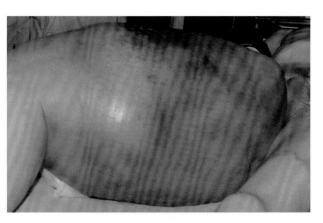

图 2-8-6　左下肢巨大纤维肉瘤（侧面观）

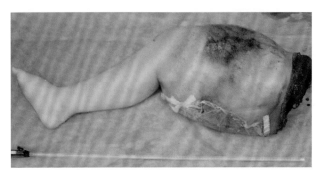

图 2-8-7　左下肢巨大纤维肉瘤行后 1/4 截肢

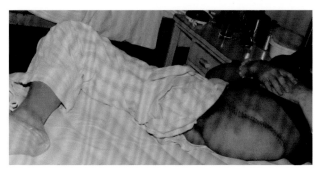

图 2-8-8　左下肢巨大纤维肉瘤行后 1/4 截肢术后 2 周

第三章　体表肿瘤诊治原则

体表肿瘤位于体表，易于被发现，常就诊于皮肤科、普通外科、肿瘤科。随着科学知识的普及，部分患者也就诊于整形外科，故上述科室人员均可接触到多种体表肿瘤，各科医师均可医治，但由于医师经验及专科水平不同，在治疗中会各有侧重。皮肤科医师对小的体表肿瘤可行切除，但对较大肿瘤切除常有困难，而普通外科及肿瘤科医师有手术切除肿瘤经验，但对切除肿瘤后大面积缺损修复常常力不从心。从20世纪80年代起，由于整形显微外科迅速发展，部分整形外科医师在体表肿瘤切除和修复中发挥了作用，除会议介绍之外，也陆续有论文发表。本书编者1990年曾在全军整形外科学术研讨会上做过"体表软组织肿瘤的手术切除及修复"论文交流，并应约将《整形外科在体表肿瘤诊治中的作用》一文发表于1990年第4卷《解放军医学情报》。20世纪90年代后体表肿瘤切除和修复"忽如一夜春风来，千树万树梨花开"，陆续在全国各地整形外科开展。如今体表肿瘤也是整形外科门诊常见病。随着患者的增多，各地都积累了丰富的治疗经验，亦有专家在出版专著中设有专门章节论述，尤其近10年来，更有肿瘤专科配备整形外科医师参与手术，凡此种种都是可喜可贺且值得推广的。根据我们多年的临床实践，觉得仍有必要对体表肿瘤诊治中出现的问题进行叙谈，以求在体表肿瘤诊治中减少误诊误治而导致患者终身遗憾或死亡。在体表肿瘤诊治中以下原则是应该遵守的。

第一节　有的放矢——准确诊断

体表肿瘤相对于内脏肿瘤，易于被患者本人发现，就诊时间相对也较早，但对于肿瘤性质是良性或恶性，一般都无法分辩。这个责任就落在医师身上，医师只有准确诊断才能正确制订手术方案。诊断不明，手术方案就难以施行，而仓促手术就会造成误诊或二次手术，给患者造成痛苦，甚至危及生命。所以在术前对疾病的准确诊断十分重要，必须做到有的放矢。

一　前车之鉴——恶性可能

体表肿瘤有良恶性之分，有些肿瘤根据其特征，通过"眼看手摸"就能判断良性或恶性，但有些肿瘤则是既像良性又像恶性，此时就要当恶性肿瘤对待。肿瘤的良恶性鉴别需要临床经验知识的积累，掌握其诊断要点，不仅要掌握常规的临床表现，还要掌握其特殊的临床特征。前车之鉴，应引以为戒。请看下面两个典型的临床病例：

病例1：长期被误诊的右足跟外侧鳞状上皮细胞癌。鳞状上皮细胞癌早期大多临床表现为坚硬结节状，继而可有局部出血或溃疡形成。但该病例临床表现如图3-1-1所示，病程长达1年余，直到发现右腹股沟淋巴结肿大（图3-1-2），才最后明确诊断。

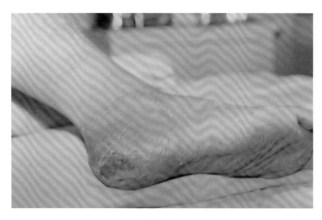

图 3-1-1　鳞状上皮细胞癌

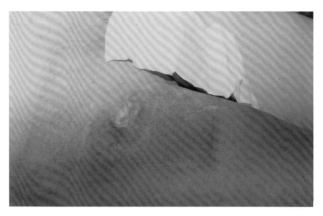

图 3-1-2　腹股沟淋巴结

病例 2：长期被误诊的无色素性黑色素瘤。黑色素瘤早期大多临床表现为有色素痣突然增大或突发新生的黑褐色斑块，进一步发展可呈结节状或菜花状。但亦有黑色素瘤仅呈结节状而无明显的色素沉着，如图 3-1-3 所示。虽少见，但恶性程度较高。如图 3-1-4 所示，右足跟病灶已切除，冰冻切片证实为无色素性黑色素瘤，准备用小腿内侧皮瓣修复足跟缺损区。

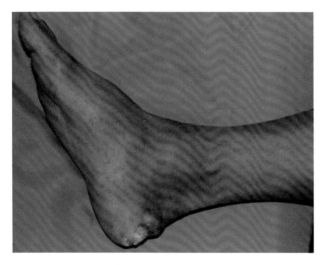

图 3-1-3　结节状黑色素瘤

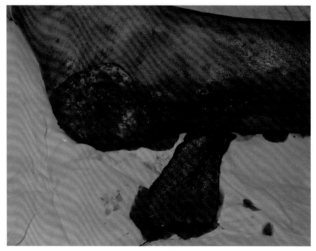

图 3-1-4　右足跟病灶切除

二　了如指掌——特殊检查

传统医学中，中医诊断是望、闻、问、切，西医的诊断是问、触、扣、听。随着医学技术的快速发展，如今各种现代化的医疗检查器械不断涌现，使疾病的诊断水平得到极大提高，也使得医师在给患者治疗之前就能对疾病了如指掌。在体表肿瘤诊治中，如下特殊检查是应该考虑的：

B 超检查可列为特殊检查的首选，因其方便、无创，患者也乐于接受。对于体表肿瘤，B 超检查（图 3-1-5、图 3-1-6）可根据肿块大小、囊性或实质性，血流大小，肿块形态和边缘是否规则，肿块内是否有钙化灶，生长速度快慢，定期随访等，较好地分辨出肿瘤良恶性的可能。体表软组织肿瘤经 B 超检查，可了解肿瘤位于皮肤、皮下、脂肪、肌肉等哪层体表组织中，还可了解肿瘤与周围组织的关系，尤其是肿瘤与周围血管的关系，特别是肿瘤位于颈部、腋下、腹股沟、腘窝等处血管较多的部位，术前能了解这些部位肿瘤血运来源及肿瘤与主要血管的毗邻关系，可以减少术中出血或误伤周围血管引起大出血的风险。

在体表肿瘤治疗中，主治医师都养成了一个较好的习惯：术前亲自去看B超下肿瘤与周围血管的关系。

体表肿瘤位于皮肤以下组织中，当医师触诊仍不能确定肿瘤性质或位于较深层的组织时，CT或磁共振（图3-1-7）可列入检查项目。CT是用X线束，对人体检查部位进行扫描，利用人体不同部位不同组织对X线的吸收不同来区别不同密度，以采用低密度、中等密度或高密度来描述某一组织或器官的病变。磁共振是利用强外磁场内人体中的氧原子核在特定频率脉冲作用下产生磁共振现象，采用低信号、中等信号和高信号来描述病变组织。磁共振对软组织的分辨率高，有利于显示组织结构间的解剖关系，对一些软组织密度差别比较小的病灶，CT不能够显示的时候，磁共振也能够显示出它们的区别。临床上要根据不同的检查目的、检查位置来显示不同的病变，分别采用这两种不同检查。CT对骨、肺组织检查更有优势，磁共振在中枢神经系统、软组织肿瘤、关节内结构与病变方面优于CT检查。

体表软组织肿瘤在CT及磁共振检查下，一般表现为局限的异常信号影。但是具体表现是多种多样的，与肿瘤部位以及肿瘤的病理类型有直接关系。总的来说，良性肿瘤一般边界比较清晰、形态比较规则，有一部分还有完整包膜，没有周围组织受侵犯的征象。恶性肿瘤一般边界不清、形态不规则，可以同时伴有周围组织受侵犯或者是周围引流淋巴结转移的征象。

CT是利用X线成像，存在辐射，对人体有一定的伤害，但价格相对便宜，且检查时间更短。而磁共振没有辐射，但禁忌证为：安装有心脏起搏器、体内有金属性内置物、怀孕3个月内。CT与磁共振检查可以互相参考，以提高诊断的准确率。

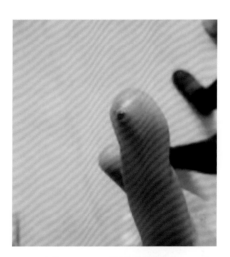

图3-1-5　指腹血管球瘤

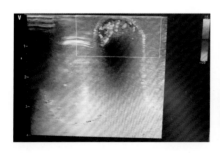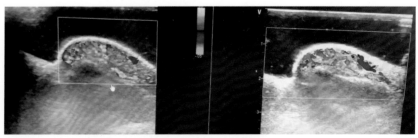

图3-1-6　指腹血管球瘤超声检查

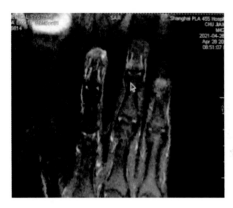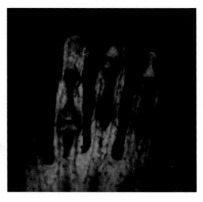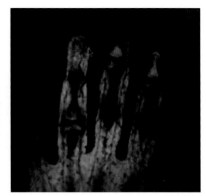

图 3-1-7　指腹血管球瘤 MRI 检查

三　重规叠矩——正确活检与术后常规病理检查

体表肿瘤治疗多采用手术治疗，治疗前应诊断明确，才能使治疗得到最大效果。尤其是对怀疑恶性肿瘤的患者，为达到根治目的，必须明确诊断。目前，多学科联合会诊（MDT,Multiple Discilinary Team）模式已成为主流；旨在以精确的个体化诊断，为患者制定最优化的综合治疗策略。因此，在皮肤恶性肿瘤诊治中，除结合医师的临床经验及术前一般的常规检查之外，病理检查是极其重要的一环。无论是活检明确病变性质，还是完整切除后明确病变类型和程度，病理检查将基于形态学的基础之上结合免疫组织化学及基因分子检测形成规范的肿瘤整合诊断，为肿瘤患者的外科精准切除内科靶向治疗、放化疗等综合策略的制定提供方向。因此，对于体表肿瘤的切除手术我们应重规叠矩，加强学习，为患者提供更为精准的治疗。

（一）正确实施活检

活检是指通过穿刺或局部手术切除等方式获取病变组织，将其制成病理切片，在显微镜下观察病灶性质。外科临床中常分为术前活检和术中活检，分述如下：

（1）术前活检：是指在根治性手术前做的活检。其目的是明确肿瘤性质，制定恰当合适的手术治疗方案。

具体操作方法如下：①对于体表生长肉眼可见的病变组织进行活检，选择肿瘤生长最活跃部位、最浅表的位置，用环钻或锐利小刀切取小块病变组织。②取材部位要准确，应切取代表性典型病变与正常组织交界处，要避开坏死组织或明显继发感染区。③取材应有一定深度，手术与病灶深度平行的垂直切取。④取材过程中，应避免组织挤压变形，如尽量不使用有齿镊或血管钳钳夹组织。⑤肿瘤已破溃，可在破溃处切取组织，不必另做切口。

术前活检的注意事项：①体表肿瘤位置较深，较易出血的或易招致肿瘤扩散的应慎重采用活检术。②对于体表肿瘤有恶变倾向，且病灶较小的，建议一次手术将病灶全切除，送病理检查。不宜先切除一部分送病理，再等待下一次手术。活检时病灶全切除是可以兼顾到治疗的。③不做只为活检而不设定治疗方案的活检。如不能做体表肿瘤切除或切除加修复手术的，尽量不要进行活检。以免活检造成肿瘤转移或造成二次手术给患者增加痛苦。④术前活检同期切取的只是局部一小块组织，不是病灶全部，存在漏诊误诊的危险，对体表肿瘤有恶性倾向可能的应该注意密切随访是十分必要的。如下面的典型病例（图 3-1-8）：男性，35 岁，右足底纤维肉瘤。半年前曾在外院行局部病灶活检报告为良性。半年内肿瘤逐渐增大，再次就诊我院准备手术治疗，但术前准备发现患者双肺布满转移灶，失去手术机会，对于医生而言，只有正确诊断，才能施以正确的治疗，误诊必然导致贻误治疗或危及患者生命安全。

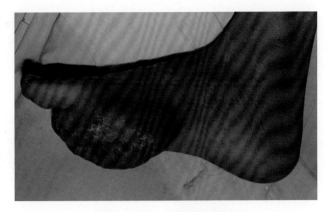

图 3-1-8 足底纤维肉瘤

（2）术中活检：术中活检常称为快速冰冻切片检查，一般在 20~30min 即可完成定性诊断。术中活检目的：其一是对术前未能确诊的肿瘤，确定病变性质，以便术中调整和制定下一步手术方案；其二是如术前已确诊为恶性肿瘤，术中活检主要是了解术中切除肿瘤四周及基底部是否完全切除干净，尤其是浸润性生长的肿瘤，切除范围及深度应参照相应肿瘤治疗指南（COSO 或 NCCN 等）的最新标准，达到相应足够的切除范围才能保证肿瘤彻底根治。

术中活检应注意事项：①术中切取肿瘤标本时，用干纱布保护好肿瘤周围正常组织，防止肿瘤播散。②术中活检受取材限制、技术条件、染色时间短及是否有丰富经验的病理医师主理等因素影响，冰冻切片的准确率一般在 90% 左右。术后石蜡切片的结果才是最后诊断。③术中切取肿瘤组织使用过的手术器械都应弃之不用，防止术中肿瘤种植。

（二）术后常规病理检查

（1）在肿瘤治疗过程中，临床外科医师一定要记住将手术切除标本送病理检查，不能凭经验过份自信地做出诊断，随便将标本丢弃。国家卫生法律规定，所有从人体切除的疾病组织都应该进行病理检查。结合形态学、免疫组织化学及分子基因检测等多种手段，可以进一步确定肿瘤的性质、类型及切除范围是否彻底，可对疾病的最终判断以及是否需要进一步综合治疗提供科学依据。

（2）术后常规病理检查的目的：术后石蜡切片的病理检查诊断，作为最终诊断的"金标准"，不但可以为患者下一步的治疗方案制定提供方向性指导，同时也是检验手术合理和有效与否的评价标准，更是为临床外科医师自身的医疗安全提供保护的诊断依据。

四 度德量力——切勿仓促手术

医师治病要度德量力，既要有高度负责的精神，又要有自知之明，正确估量自己的能力。在体表肿瘤治疗中有经验的医师往往都会在诊断明确后安排手术。但在经验不足的年轻医师中常可遇到以下情况：

（1）未明确诊断时就仓促进行手术。在血管瘤病例中常有将血管瘤诊断为脂肪瘤进行手术，因无充分术前准备，术中出现大出血而中断手术的。臀部血管瘤就是例证。

病例：男，43 岁，右臀部肿块渐增大 5 年，在外地误诊为脂肪瘤进行手术，术中大出血，外院终止手术（图 3-1-9）。来本院检查后明确诊断为臀部血管瘤而行臀部血管瘤切除后行臀部皮瓣转移修复术（图 3-1-10、图 3-1-11）。

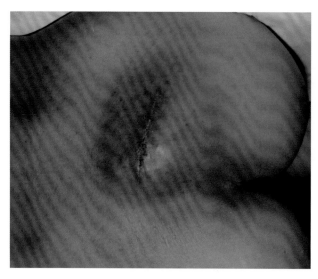

图 3-1-9 臀部血管瘤外院终止手术后

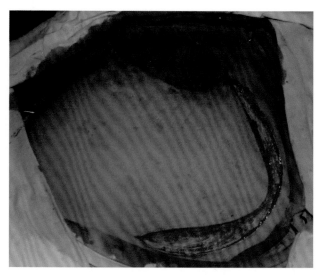

图 3-1-10 臀部血管瘤切除术中

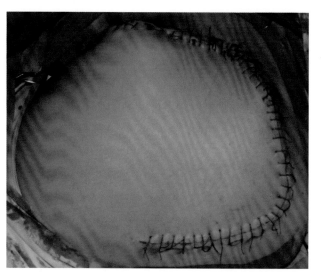

图 3-1-11 臀部血管瘤切除后行臀部皮瓣转移修复术

（2）恶性肿瘤当良性肿瘤切除，术后病理报告为恶性，不得不行二次肿瘤扩大切除术及创面修复术。

病例：男，25 岁，右面部肿块 1 年余渐增大，外院误诊为纤维肉瘤予以切除。术后病理诊断为（右面部）血管平滑肌瘤。来本院必须行肿瘤扩大切除，并行颞浅动脉双叶岛状皮瓣修复创面（3-1-12～图3-1-16）。

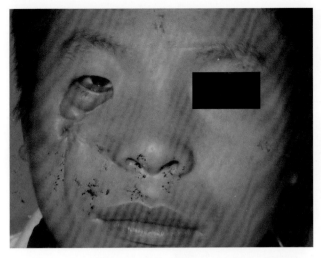

图 3-1-12 面部血管平滑肌瘤第 1 次手术后（正面观）

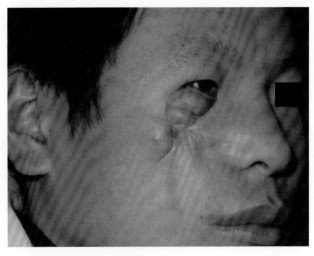

图 3-1-13 面部血管平滑肌瘤第 1 次手术后（侧面观）

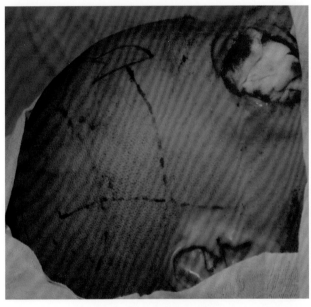

图 3-1-14 面部血管平滑肌瘤扩大切除术中（创面深达骨面，图示用纱布填塞）

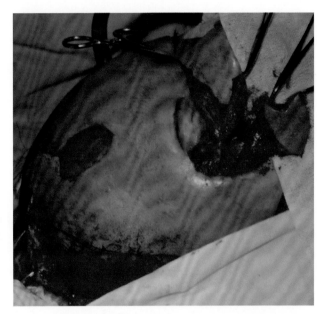

图 3-1-15 面部血管平滑肌瘤扩大切除后应用颞浅动脉额支前额皮瓣、顶支头皮筋膜皮瓣填塞创面覆盖其上方

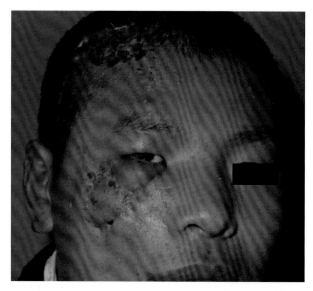

图 3-1-16　面部血管平滑肌瘤扩大切除后创面应用颞浅动脉双叶皮瓣修复（术后 7 天）

第二节　斩草除根——正确治疗

一　上医治未病——力求"三早"

早期发现、早期诊断、早期治疗是防治癌症最有效的原则，这也是符合中医"良医治未病"之说，体表肿瘤治疗也应遵循这种方式。体表肿瘤因位于体表，往往是由患者最早发现的，因科普知识不普及或因位于体表无症状，不影响工作、学习、生活而任其发展，未能及时就医。

左鼻唇沟基底细胞癌（图 3-2-1、图 3-2-2）。男性，56 岁，左鼻唇沟旁溃烂伴色素沉着 5 年余，经久不愈并有少许液体流出。直至退休后在医师催促下才行手术，结果诊断为基底细胞癌且已有上颌骨侵犯。

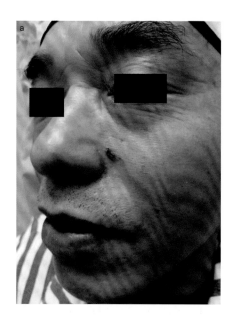

图 3-2-1　左鼻旁基底细胞癌深达骨膜

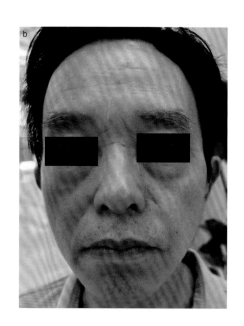

图 3-2-2　术后 6 年随访未见复发

早期诊断是医师的责任，医师要主动掌握体表肿瘤防治的基本知识，对一些常见体表肿瘤的病因、早期症状做到心中有数。对一些恶性肿瘤的早期信号要高度警惕，对皮肤癌高危对象如慢性溃疡、经久不愈的瘢痕、增大的色素痣、足底掌心等部位黑痣要密切随访或干预治疗。

早期治疗：体表肿瘤一经发现，诊断十分重要，先要分辨体表肿瘤是良性的还是恶性的，良性肿瘤可行观察或手术切除，恶性肿瘤应尽快切除。当不能确定是良性或恶性时就应该尽早切除送病理以明确诊断。只有这样，才能使恶性体表肿瘤治愈率得到提高。

中医有"上医治未病，中医治欲病，下医治已病"之说，要做到"上医治未病"就是未病先防，既病防变，重视"三早"或癌前期病变治疗也是这个道理。

二 顺理成章——切除原则

体表肿瘤诊治同其他肿瘤一样，先是明确诊断，然后才考虑手术。由于体表肿瘤可诊断为良性、恶性、疑似恶性、有恶变可能等情况，处理方法就不一样。医师要根据不同情况合情合理、有条不紊地进行治疗，谓之"顺理成章"地进行。现分述如下：

（1）体表良性肿瘤有自愈倾向的、生长缓慢的可先行观察，有生长趋势、渐行增大的应考虑手术切除，即使是良性体表肿瘤，在较小时手术切除比较大时手术可明显减小手术瘢痕。

（2）体表肿瘤一旦明确诊断为恶性，应尽早行扩大切除以求根治，并及时用皮片或皮瓣对创面进行修复。

（3）体表肿瘤诊断不明或疑似恶性的，应考虑行手术切除，送病理检查，明确诊断。

下面病例如能在术中进行冰冻切片检查就可明确诊断，避免二次手术。

病例：男性，右枕部肿块，外院按良性肿瘤切除后（图3-2-3）病理报告显示为纤维肉瘤，即转入本院行扩大切除后应用旋转头皮瓣修复创面（图3-2-4）。

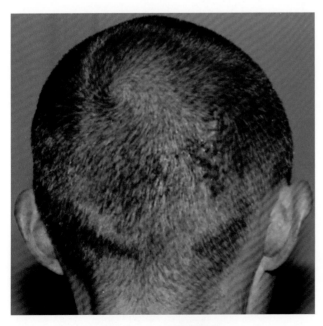

图3-2-3 右枕部肿块

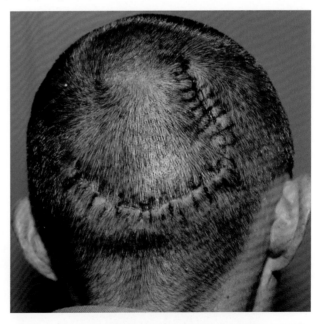

图3-2-4 扩大切除后创面应用旋转头皮瓣修复（术后）

（4）体表肿瘤有潜在危险的如手掌、甲下、足底、外阴、口唇等处黑痣，建议行预防性切除。

（5）位于面部的体表恶性肿瘤在切除时应考虑面部的功能及外形，尽量做到以切除病灶范围为最小，而又能将肿瘤完全切除为目标。建议手术时先从距肿瘤边缘 3～5mm 做切除，术中送冰冻切片病理检查，根据病理检查结果决定是否追加切除范围。

三　循次而进——切除方法及创面修复

体表肿瘤的治疗常常包括两个方面，一是手术切除原发病灶，二是切除后遗留创面的修复。无论手术切除还是创面修复都应该按照一定的手术步骤逐渐推进，谓之"循次而进"。

（一）由浅入深——够广、够深

体表肿瘤如果是良性肿瘤仅做病灶切除即可，如果是恶性肿瘤则必须行扩大切除，最大限度切除全部肿瘤组织，切除范围其面要足够广，其基底部要达到足够深度。下面就体表恶性肿瘤切除具体方法予以分述：

（1）切除范围要足够广：身体其他部位体表恶性肿瘤，建议距肿瘤边缘 3～5cm 做皮肤切口，如图 3-2-5a 所示肿瘤上方用纱布尽量覆盖，边缘用缝线缝合固定（图 3-2-5b），切开皮肤后视情况（依据恶性程度）经皮下剥离 3～5cm 后再行皮下全层至深筋膜层或肌层切除（图 3-2-5c）。手术按由远及近的顺序，由肿瘤四周开始向肿瘤中心靠近，直至整块切除肿瘤（图 3-2-5d）。只有这样才能尽最大可能切除通过淋巴组织转移的皮肤及皮下组织微小转移灶。

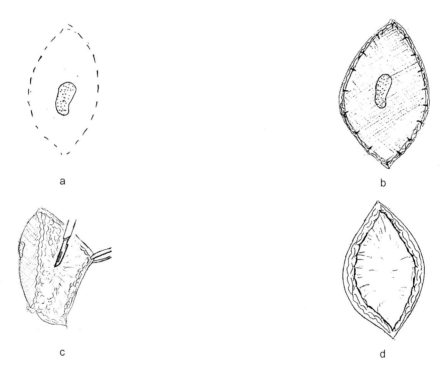

a

b

c

d

图 3-2-5　循次而进地切除

（2）切除深度要足够深：体表恶性肿瘤的切除既要有足够的广度，又要有足够的深度，二者缺一不可。切除深度原则上是超过病变浸润一层组织进行切除（超层次切除）。病变浸润皮肤，手术时应切除皮肤及皮下组织。病变浸润皮肤、皮下组织，手术时应切除皮肤、皮下组织及皮下浅筋膜层。病变浸润皮下筋膜层，手术时应切除其下的深筋膜和肌膜。病变浸润至肌层，手术时最好将该侵犯肌肉自起点至止点大范围整块切除。

典型病例介绍：男，52岁。左下腹部隆突性纤维肉瘤，病程长达8年，先后进行过16次手术切除，医师只因对肿瘤特性不知或因恐切除而不能修复，每次都是采取勉强切除缝合。16次手术给患者带来痛苦及无望。来我院后，我们进行第17次手术（图3-2-6），切除面积占整个腹部的1/4，切除肿瘤涉及范围：整个左下腹皮肤、肌筋膜、腹壁肌层、左侧睾丸及阴囊内组织，左腹股沟前方组织直至股静脉外露，遗留整个左下腹、腹股沟区巨大的软组织缺损，修复方法是先将缝匠肌起点切断转移覆盖股静脉，阴囊皮肤展开修复耻骨联合处缺损（图3-2-7），最后在大腿部切除500cm²中厚皮片（二鼓半）移植于左下腹壁创面（图3-2-8），术后皮片100%成活。术后随访3年患者无复发（图3-2-9）。从这个病例可以看出体表恶性肿瘤最大限度切除肿瘤组织对预后起着决定性的作用。

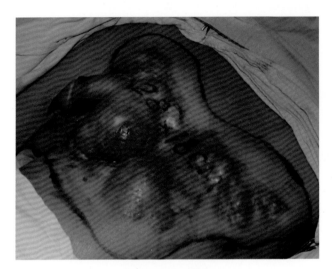

图3-2-6　术前

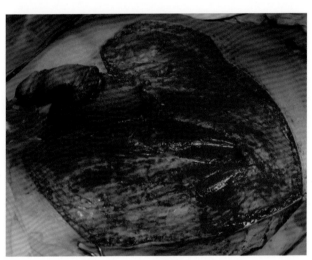

图3-2-7　术中肿瘤全切除后

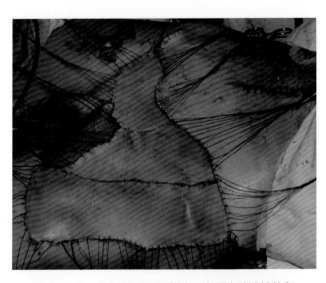

图3-2-8　术中创面采用皮瓣+中厚皮片移植修复

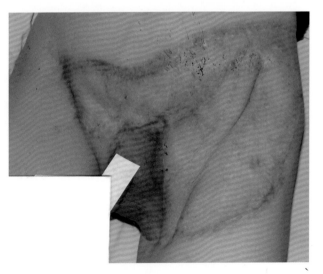

图3-2-9　术后3年复查情况

（二）择善而从——创面修复

体表肿瘤切除后创面修复方法有多种，医师应根据原发病的良、恶性程度，病变范围，创面周围可利用的组织及医师本人对应用各种方法的熟练程度而进行选择。最佳修复方法有一个原则——择善而从，分述如下：

（1）尽可能直接缝合创面：凡是体表肿瘤原发灶切除后创面能直接缝合的，按皮纹线走向设计切口，行切除后缝合。如缝合线与皮纹线不一致且较长，亦可做小"Z"整形术，以减少手术后瘢痕形成。

（2）首选邻近皮瓣修复：凡是体表肿瘤切除后创面不能直接缝合的，以邻近皮瓣转移修复为好，尤其对面部遗留的创面，考虑到美容与功能需要，以邻近皮瓣修复为首选。对于足跟部肿瘤，因考虑术后行走功能需要，局部必须耐摩擦，需行邻近皮瓣或游离皮瓣修复，不宜行皮片移植修复。

（3）皮瓣修复的选择：凡是体表肿瘤不能进行规范化广泛切除或切除范围不足的，为有效降低局部复发而考虑术后行放疗者，应以皮瓣修复肿瘤切除创面为好。皮瓣较容易耐受放疗的损伤，而皮片移植则不能。

（4）游离植皮修复的选择：对体表肿瘤属于恶性，有易复发倾向的，肿瘤切除后如果从便于观察局部病灶处有无复发，以游离植皮修复为好。如果用皮瓣修复，则不容易早期发现原发灶处复发。

（5）皮片移植首选全厚皮：凡是体表肿瘤切除后创面不能缝合，又不能用邻近皮瓣修复的或年龄较大、全身情况较差、肿瘤是恶性的又不得不切除者，创面修复应选择皮片移植，相对而言手术较简单，风险较低。选用皮片移植以全厚皮片为最好。全厚皮片常取自耳后、上臂内侧、腹股沟处、侧腹壁等处。

（6）局部皮瓣，掌握好长宽比例：

面部、头皮等皮瓣：长宽比例可为 1∶（3～5）。

躯干皮瓣：长宽比例常为 1∶1 或 1∶1.5。

下肢皮瓣：长宽比例不得超过 1∶1。

筋膜皮瓣：长宽比例可延长。

岛状皮瓣：可延长长宽比例，但要保护好血管蒂，保证皮瓣血供。

游离皮瓣：可根据需要选择皮瓣大小。应有专科医师参加，且有显微外科手术条件。

（三）切勿东施效颦

体表肿瘤切除后创面修复除前述原则外，医师的专业技术水平往往决定其预后。即使是肿瘤科医师在切除肿瘤方面有一技之长，但在创面修复技术上可能有所欠缺。下面是一例肿瘤外科医师应用邻近皮瓣转移所做的创面修复，因超比例而导致皮瓣尖端坏死（图3-2-10）。

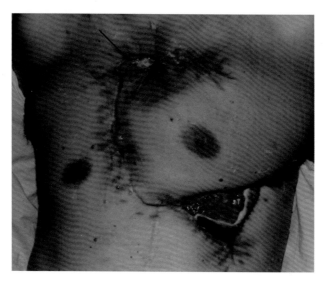

图 3-2-10　左前胸壁神经纤维肉瘤扩大切除后行左胸壁邻近皮瓣转移修复，皮瓣尖端坏死（箭头处）

四 尽善尽美——Mohs 显微外科描记手术

面部属于人体暴露部位，人的五官位置及形态在美学上显得格外重要。当体表肿瘤发生在面部后，患者普遍关心的是两个问题：一是肿瘤能否切除治愈，二是术后是否会对外观造成影响。此外，像手指、肛门、生殖器等区域的皮肤肿瘤治疗中也涉及肿瘤彻底切除与相应区域重要功能保全的最优化选择。Mohs 显微外科描记手术是一种结合手术和病理学的用于切除皮肤肿瘤的专业技术，可确保在完全切除肿瘤的前提下，最大限度保留正常皮肤组织，使肿瘤原发灶切除后遗留缺损最小，给整形外科创面修复提供了便利。从而达到最大化功能保全、尽善尽美的效果。

Mohs 显微外科描记手术主要涵盖四个组成部分：手术切除、组织病理学检查、精确定位与伤口处理。在手术完整切除肉眼可见肿瘤后，进一步实施"蝶形"切除手术周边与基底部薄层组织，使边缘形成碟底样斜面切面（图 3-2-11）；这个蝶形组织可确保肿瘤边缘 360° 完全切除并得以检查。随后将薄层组织进行精确定位后，结合实际大小，分割为不超过冰冻切片机冻头大小的组织块，进行冰冻切片检查，使得手术切除肿瘤周围和基底部能百分之百经过显微组织学检测，重复前述步骤，直到显微镜下不再发现残留肿瘤。达到彻底切净肿瘤后，再行伤口手术缝合或二期愈合。因而可获得更高的治愈率。这种最优化的手术方法，尤其适合头面部或关键功能区域的单一灶性连续侵袭生长的皮肤肿瘤的治疗，如基底细胞癌、鳞状上皮细胞癌、隆突性皮肤纤维肉瘤等。

Mohs 显微外科描记手术方法简单示意图如下：

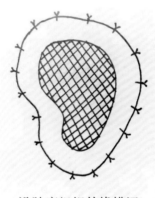

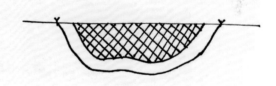

沿肿瘤组织外缘描记　　　　　　　　　　矢状面薄层碟形切除

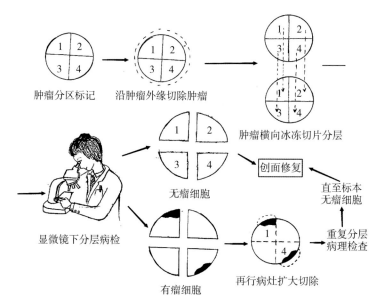

肿瘤分区标记　　沿肿瘤外缘切除肿瘤

肿瘤横向冰冻切片分层

显微镜下分层病检

无瘤细胞

创面修复

直至标本
无瘤细胞

有瘤细胞　　　再行病灶扩大切除

重复分层
病理检查

图 3-2-11　Mohs 显微外科描记手术

近年来，国内越来越多的医院采用对皮肤软组织恶性肿瘤，特别是易复发的隆突性皮肤纤维肉瘤，进行术前影像学及超声综合定位，标记手术范围，同时开展慢 Mohs 显微外科描记手术，扩大切除肿瘤组织，组织缺损处一期不修复，负压吸引等待病理结果完全阴性后再覆盖创面。慢 Mohs 显微外科描记手术是在经典 Mohs 显微外科描记手术基础上进行改良的一种术式，可多点位多方向标记，通常可达数十块组织标记，并将冰冻切片换成石蜡切片，使皮肤肿瘤组织组织学读片更准确，可以更精确掌控手术切除范围，显著降低复发率，更有效地根治皮肤恶性肿瘤。

Mohs 手术也有一定局限性。首先，参与 Mohs 手术医师必须具备肿瘤综合治疗理念、皮肤病理、手术设计、整形修复等多方面知识。其次，手术反复检测，手术时间长、费用高。有鉴于此，广泛推广应用还有待时日。对于不具备条件，早期手术医师与医院病理科合作，可用下列方案。

五　他山之石——可借鉴具体切除手术方法

根据多年的临床经验，现将我们在体表恶性肿瘤切除中具体方法提供给读者供参考：

（1）常规消毒肿瘤区皮肤、铺巾。

（2）沿肿瘤四周 2～3cm 做皮肤切开，从四周向中心沿肿瘤基底用电刀行手术切除，直至完全切除肿瘤。

（3）将切除肿瘤用缝线分别在切下的肿瘤上方及外侧（或右）各缝合一针做标记。常在肿瘤上方标记线留单根，外侧（或右）标记线留双根，送病理科做快速冰冻切片检查。用缝线在标本上做标记，于手术台上较为方便，而且只要标记两个方向即可。因上方标记的对面就是下方，外侧（或右）标记的对面就是内侧（或左），一根线为上方，两根线为外侧，一般不会弄错（图 3-2-12）。

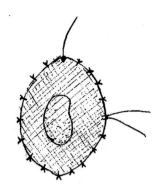

图 3-2-12　缝线标记

（4）标本送病理科，告诉行肿瘤四周（上、下、内、外侧）及基底部等5个部位的冰冻切片检查，以确认各个部位有无肿瘤组织残留。

（5）当发现某一部位有肿瘤残留时，再在相应病灶处切除1～2cm组织（面部可尽量缩小切除组织），重复上述步骤，直至肿瘤完全切净。

（6）更换手术器件，冲洗伤口，创面重新消毒铺巾。

（7）选择适合的整形外科修复方法，关闭切口。

通过以上操作方法既可保证切净肿瘤，又可以最大限度地保留正常组织，是一种最佳维护器官功能及外形的整复方法。

第三节　迎难而上——疑难病例的治疗

体表肿瘤与内脏肿瘤相似，只是表现在体表易于发现，就诊相对于内脏肿瘤要早。临床上，多数患者都能做到早发现、早治疗，故预后一般都比较好。然而，有些患者却发现后不去就诊，因不痛不痒，任其发展，或因惧怕手术而一拖再拖，以致肿瘤巨大，十分痛苦才去就医。对于下列3种情况，整形外科医师也应力求救治，尽到医者仁心。

一　变幻莫测——肿瘤特别巨大，手术超出修复范围

体表肿瘤生长如同其他肿瘤一样，无序生长，如果不予处理，甚至可达到巨大。面对超巨大肿瘤，有时创面修复不是主要问题，而能否扩大切除才是主要问题。我们曾经收治1例肩胛软骨肉瘤，切除的肿瘤重达9.5kg；收治1例左下肢纤维肉瘤，切除的肿瘤重达38kg。如此大肿瘤要切除是有一定难度的，要不要切除也是对医师的考验，放弃切除的决定可能导致一条生命不久将会结束；切除难度大就要创造条件做，我们给前者做了前1/4截肢术（图3-3-1、图3-3-2），后者做了后1/4截肢术（图3-3-3、图3-3-4），挽救了患者的生命。

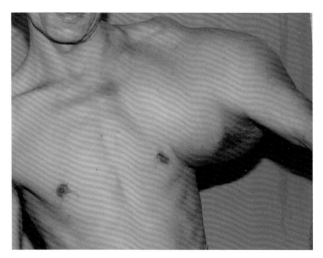

图 3-3-1　左肩胛软骨肉瘤术前

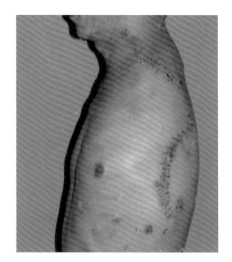

图 3-3-2　左前 1/4 截肢术后 2 周

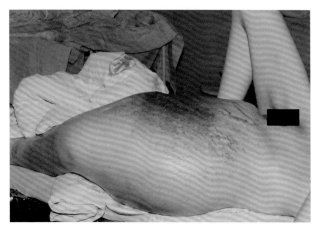

图 3-3-3　左下肢纤维肉瘤术前

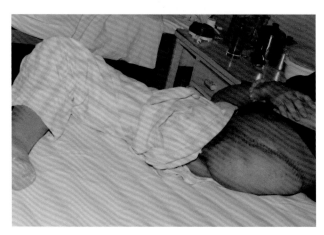

图 3-3-4　左后 1/4 截肢术后 2 周

二　尽心尽力——肿瘤涉及范围广，切除修复均有困难者

　　体表肿瘤久拖不治或久治方法不当，均可造成体表肿瘤范围逐渐扩大。病例：男孩，13 岁，右下肢神经纤维肉瘤延及右臀，腹部伴有溃烂、恶臭、渗液 8 年。曾去 3 省 8 所医院就诊而未能收治，其原因是肿瘤太大，切除修复上也有困难，最终我们收治给予治疗，解决了患儿多年的痛苦（图 3-3-5 ~ 图 3-3-9）。

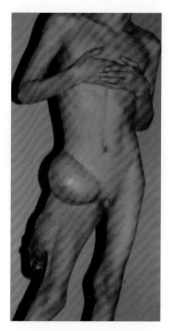

图 3-3-5　右下肢神经纤维肉瘤术前（正面观）

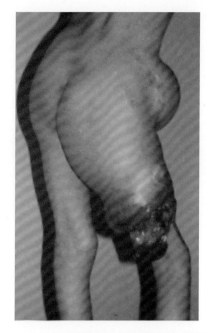

图 3-3-6　右下肢神经纤维肉瘤术前（侧面观）

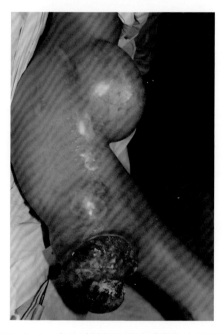

图 3-3-7　右下肢神经纤维肉瘤伴巨大溃烂区

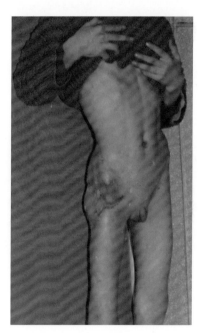

图 3-3-8　右下肢神经纤维肉瘤扩大切除术后（正面观）

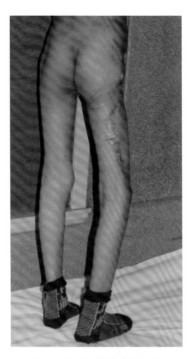

图 3-3-9　右下肢巨大神经纤维肉瘤扩大切除术后（侧面观）

三　能保尽保——尽量保留肢体功能

　　多次手术，患者陷于绝望，在考虑做截肢手术前，能保留肢体者，医师也应做最后的努力，能保尽保。

　　对于中、低度恶性体表肿瘤，再次手术切除仍会复发，有些医师常常考虑做截肢术。但截肢术后留下残肢，对于患者日常生活影响很大。在截肢前的诊治中，只要有可能再做一次扩大手术能保留肢体的，都应该避免截肢，尽量维持患者的正常生活。如我们的收治的 1 例右上臂纤维组织细胞瘤患者，多次手术复发，原考虑截肢，后来采取瘤段切除再植，术后随访 1 年，右上肢部分功能得到保留（图 2-7-1～图2-7-4）；1 例右下肢侵袭性纤维肉瘤多次手术后复发，本来打算截肢，后经右大腿后肌肉群全切除扩大手术，保留右大腿功能，随访 1 年无复发（图 3-3-10～图 3-3-14）。

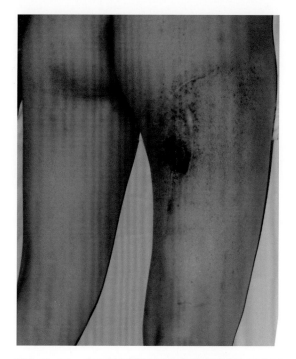

图 3-3-10 右下肢侵袭性纤维肉瘤外院多次手术后

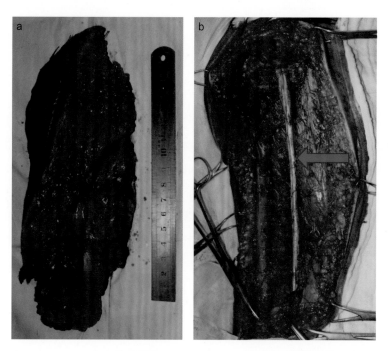

图 3-3-11 a. 右下肢后侧屈肌群全切除。b. 箭头处为显露出的坐骨神经

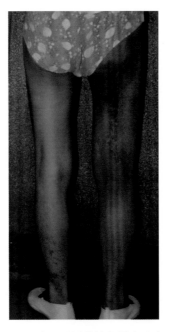

图 3-3-12　右下肢侵袭性纤维肉瘤术后 2 周

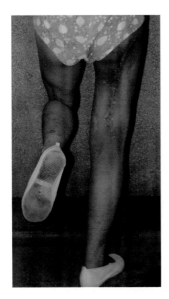

图 3-3-13　右下肢侵袭性纤维肉瘤术后右腿站立

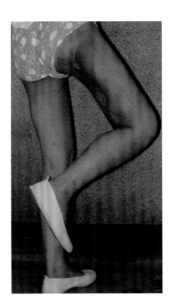

图 3-3-14　右下肢侵袭性纤维肉瘤术后右下肢屈曲功能尚存

第四节　萧规曹随——黑色素瘤治疗

　　黑色素瘤临床上虽少见，但恶性程度高，近年发病率有增长趋势，应引起重视。以下"萧规曹随"诊治原则可供参考：

一 防微杜渐——尽早切除交界痣

对于交界痣（位于表皮和真皮交界处），易摩擦的手掌、足跟、脚底黑痣，一般视为黑色素瘤前驱期，应早期切除。切不可采用搔抓、挑刺、药物刺激、激光等方法去除。

二 一气呵成——完整切除病灶送病理

典型黑色素瘤诊断较易，对可疑病例应尽可能不做活检，以免扩散。可将整个病灶切除，送病理检查，以明确诊断。

三 见机行事——原发病灶切除范围

由于黑色素瘤是呈向四周及深部浸润性生长的，传统手术原则是皮肤切口至少距肿瘤 2cm。巨大躯干部黑色素瘤皮肤切口至少距肿瘤 3～5cm，并且将皮肤、皮下组织和深筋膜一并切除。对于四肢黑色素瘤则施行超关节截肢（趾）术。近年研究认为，应根据 Breslow 厚度分级决定切除范围：厚度＜1mm，切缘为 1cm；厚度＞1mm 且＜2mm，切缘为 2cm；厚度＞2mm，切缘为 2cm；厚度＞4mm，切缘应为 3cm。切除深度可视情况而定，不包括深筋膜。如在颜面部，最好结合 Mohs 显微手术确定切除范围。

四 防范未然——区域性淋巴结清扫

黑色素瘤选择区域性淋巴结清扫一直以来存在争议。但对于清扫临床诊断已受累淋巴结清扫已达成共识，多选择在切除原发病灶时或之后 2～3 周施行治疗性淋巴结清扫术。而对不能诊断是否受累的淋巴结进行清扫，即选择预防性淋巴结清扫，其合理性仍受质疑。

区域性淋巴结清扫范围的指征：位于头面、颈部的黑色素瘤应行颌下区或颈部淋巴结清扫术；位于上肢的黑色素瘤应行腋窝淋巴结清扫术；位于下肢的黑色素瘤应行髂腹股沟淋巴结清扫术；而位于躯干部的黑色素瘤应选择比较接近区域腋下或腹股沟淋巴结清扫术，或视情况行上、下涉及区域性淋巴结清扫术。

第五节　随机应变——血管瘤的治疗

体表肿瘤中血管瘤是一种常见疾病，其临床表现不一，常可分为毛细血管瘤（葡萄酒斑状血管瘤、草莓状血管瘤）、海绵状血管瘤（主要由静脉构成）、混合型血管瘤（会有动脉交通支），医师应根据不同情况采取不同手术方法，随机应变。

一 择优而选——毛细血管瘤治疗方法选择

毛细血管瘤常可采用激光治疗、激素治疗（尤其适合婴幼儿血管瘤）及手术治疗（图 3-5-1、图 3-5-2）。
手术治疗：适合于局限性、经观察无消退且有渐进性生长，影响功能与外形的血管瘤。
手术方法：病灶小的可直接切除缝合，病灶大的切除行局部皮瓣或全厚皮片移植修复。

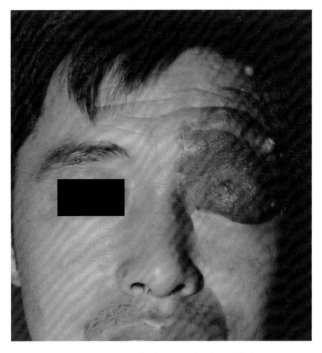

图 3-5-1　左前额及上睑毛细血管瘤

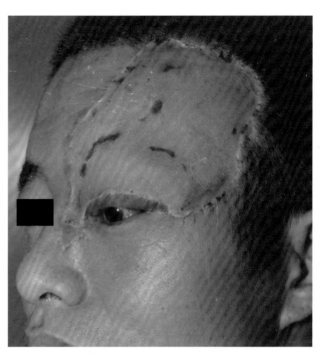

图 3-5-2　左前额及上睑毛细血管瘤术后

二　追根求源——海绵状血管瘤

海绵状血管瘤多由畸形静脉构成，但在治疗前必须尽量经 B 超、MRI 及血管造影等检查了解其来龙去脉及血流动力学情况等，如病灶范围大小。治疗上尽量采取追根求源，目前对海绵状血管瘤常用非手术治疗和手术治疗（图 3-5-3、图 3-5-4）。

（1）非手术治疗：硬化剂局部注射治疗、平阳霉素注射治疗、铜针留置法治疗等。

（2）手术治疗：对于局限性、血供来源明确的，可考虑手术切除。

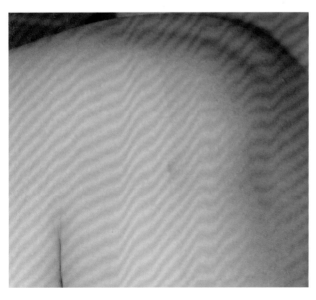

图 3-5-3　肩胛血管瘤

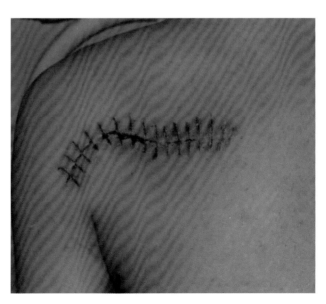

图 3-5-4　肩胛血管瘤术后

三　洞若观火——混合型血管瘤

混合型血管瘤除经术前 B 超、增强 MRI、血管造影检查外，手术需慎重。对于瘤体局限、预估失血量可控时，可考虑行瘤体切除，予以整形方法修复。临床上进行海绵状血管瘤、混合型血管瘤手术切除应注意以下几点：

（1）明确诊断：术前诊断必须做到百分百正确，切忌将血管瘤当一般性囊肿进行手术。血管瘤位于体表较易诊断，但位于稍深或较深位置的血管瘤对于经验不足的医师极易误诊。如果在误诊的情况下，又过于自信地进行手术，常会造成切开的肿块为血窦引起大出血，而不得不中断手术，这种情况在临床上也常见到。为避免此种情况发生，对于临床上柔软肿块怀疑是血管瘤的，在没有 B 超的情况下简单方法就是试行细针穿刺肿块，如是抽到血液即可诊断血管瘤，手术就要慎重。

（2）了解侵犯范围：在科技发达的今天，可通过彩超或增强 MRI、增强 CT 或血管造影等检查，了解血管瘤侵犯范围、血流分布及血供的来源。手术医师术前必须亲自观察了解，获得第一手资料。"视混合型血管瘤，洞若观火"。

（3）术前充分预估：能否切除、出血量多少、有无备血。

血管瘤体积很难从体表触摸获得精确估计。有时表面体积不大，实际上血管瘤体深而广，界限不清，与深部血管交通支广泛。此种情况下手术，常会出现既不能彻底切除，又无法中止手术，且有大出血的危险，故手术必须慎重。要做此类手术，必须在人员技术条件、物质、思想上都要有充足准备。

（4）血管瘤手术切口的选择：血管瘤位于表浅、皮肤及皮下组织有侵犯的，切口应从血管瘤边缘的正常皮肤切开进行切除；如血管瘤位置较深，浅表皮下组织、皮肤无侵犯，可切开表面皮肤，但要在瘤体边缘正常组织处切开，并接近瘤体进行分离，直至完整切除。不得试图从瘤体中心切开做血管瘤切除。

（5）四肢血管瘤切除手术：可在止血带下进行手术，以此减少术中出血，便于将血管瘤完整切除。

第六节　完美无瑕——美容手术切口的应用

体表肿瘤位于体表，手术切除是常用方法。但手术后遗留的手术切口影响外观及容貌是患者常常纠结的问题。在整形外科临床上，常常遇到患者做了面部或其他部位的体表肿瘤切除后遗留的瘢痕，希望整形外科医师帮忙处理。常常看到一般外科医师做的面部肿瘤切除遗留瘢痕过于明显，其原因是没有按皮纹线切口手术，或是缝合针线太粗留下瘢痕，或针距缝合过宽导致瘢痕明显。但是经过整形外科医师做瘢痕修整（除了应用整形外科医师常用的细针细线精细缝合外，常做瘢痕改形，如"Z""W"整形等），均可使瘢痕得到明显改善，使患者满意而归。关于体表肿瘤切除的切口选择，我们在第二章第一节中已有所叙述，此处我们着重提出如下美容手术，亦可做体表肿瘤切除。

一　重睑切口

重睑手术是美容外科最常见的手术，因术后瘢痕睁眼时几乎不可见，深受求美者的欢迎。如我们采用上重睑切口切除眶内肿瘤，既可切除肿瘤又可行重睑术，一举两得，深受患者欢迎（图 3-6-1、图 3-6-2）。

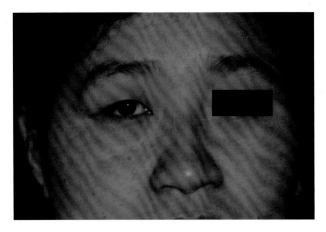

图 3-6-1　右上睑外侧表皮样囊肿术前

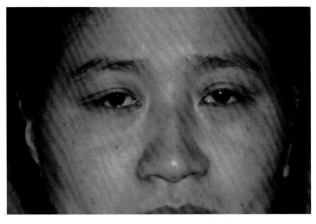

图 3-6-2　右上睑重睑切口切除表皮样囊肿术后显示双重睑

在上眼眶肿瘤切除手术时有两点是应该注意的。一是明确肿瘤在眼眶内的位置,术前可通过眼部超声检查了解其深度与周围组织的关系。二是肿瘤表面的皮肤是否正常,如皮肤正常可行手术。如肿瘤表面皮肤较薄,例如皮脂腺囊肿,剥离肿块时要小心防止过薄皮肤导致皮肤坏死而遗留手术区明显瘢痕。

二　上下睑缘切口

整形外科医师常应用上下睑缘切口切除上下睑多余的松弛皮肤,因切口位于睑缘线,且缝合细致,术后患者常可呈现上睑重睑及不明显上下睑缘瘢痕。此法尤其适用于上下睑黄瘤切除或上下睑皮肤有新生物患者（图 3-6-3 ~ 图 3-6-5）。

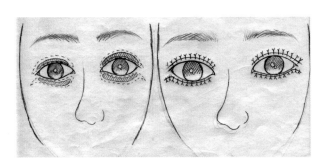

图 3-6-3　上下睑缘切口

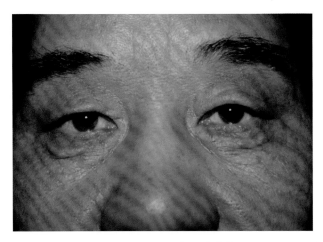

图 3-6-4　双眼上下睑黄瘤

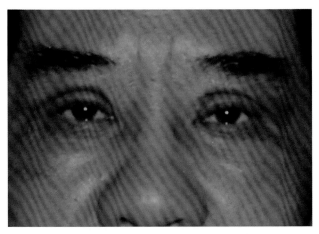

图 3-6-5　双眼上下睑黄瘤切除术后

三　乳晕切口

　　女性乳房肿块极其常见，除观察随访外，大部分需要进行手术切除。我们对距乳晕 5cm 之内的乳房肿块做乳晕切口进行乳房肿块切除，这样较易切除乳房肿块，并且术后瘢痕位于乳晕边缘线上，不易被察觉，深受女士欢迎。

　　男性乳房发育症，俗称"女乳症"，是青少年男性常见的疾病，传统手术切口位于胸部，极其明显，我们采用乳晕切口进行男性女乳症切除手术，取得了较好的效果（图 3-6-6 ~ 图 3-6-8）。

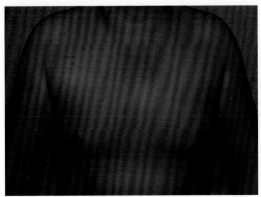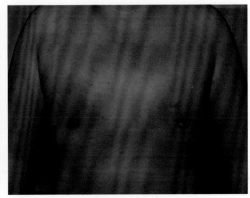

图 3-6-6　"女乳症"手术前、后正面观

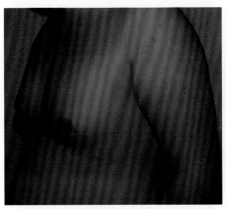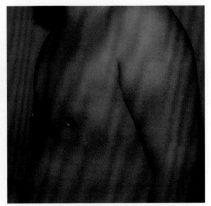

图 3-6-7　"女乳症"手术前、后左侧面观

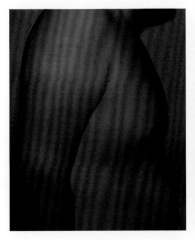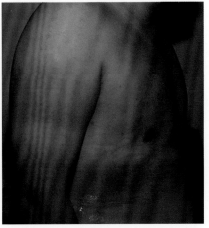

图 3-6-8　"女乳症"手术前、后右侧面观

第七节　学以致用——脂肪抽吸术

脂肪抽吸术，是整形外科进行体形雕塑常用的一种去脂方法，其中的肿胀法去脂效果好且安全。我们学以致用，采用此法曾做如下手术去除肿瘤：

一　脂肪瘤

脂肪瘤是以脂肪组织增生成团而形成的。小的脂肪瘤可行切除，大的脂肪瘤切除后瘢痕明显。因此我们采用脂肪瘤注入肿胀麻醉液进行瘤体脂肪抽吸术的效果较好，且术后瘢痕小，深受欢迎。但对于疑有恶变的脂肪肉瘤是不应采取脂肪抽吸术的。

二　男性乳房发育症

男性乳房发育症，在男性青少年中常被发现。其中大部分男性乳房发育症是以脂肪组织为主，此时可以用乳晕小切口做乳房内脂肪抽吸术，手术是成功可取的，我们的论文《脂肪抽吸术治疗男性乳房发育症》发表于《中华整形外科杂志》1993 年第 9 卷第 4 期。

三　女性巨乳症

女性巨乳症临床表现各不相同，对于女性乳房巨大且以脂肪为主，并无下垂之象，亦可采用脂肪抽吸的方法减少乳房体积。

四　肩背部脂肪瘤

肩背部脂肪瘤，俗称肩背部脂肪垫，在农村极其常见，可能与年轻时摩擦刺激有关。常有医师采用切除方法。但该处脂肪瘤并非我们常说的脂肪瘤，此瘤常无包膜且边缘不清，切除后创面遗留腔隙不易粘连，常有渗液影响伤口愈合，即使愈合也常会留有凹陷畸形。此类脂肪瘤病理报告常为纤维脂肪瘤，瘤内脂肪组织被纤维分隔开。有鉴于此，我们曾采用脂肪抽吸术治疗肩背部脂肪瘤，也获得了较好的效果。

第八节　浅见寡闻——适得其反

痣在每个人的身体上或多或少都可以找到。大部分痣的病因不明，先天性色素痣可能与先天性遗传或发育缺陷有关，获得性色素痣与紫外线照射、药物、外伤、免疫抑制等因素有一定关系。

狭义的"痣"指的是黑色素细胞痣，也叫色素痣，是黑色素细胞良性增生。一般无感觉，无变化，也无须治疗。但在临床上常要与基底细胞癌、黑色素瘤相鉴别，因无症状，患者常因不就诊而耽误治疗，也可能因为接诊医生的浅见寡闻，不予治疗，使其效果适得其反。

一　似"痣"，实为基底细胞癌

病例1

患者男，53岁，某大学教授。右面部原来本无痣，近半年有约芝麻大小的"黑痣"长出，本人未予注意，也无任何感觉。其妻是一名护士，发现此情况后就多次催促其去医院就医，经医师检查后认为原来无痣，为后天性的，且色素偏黑，位置较深，就决定采取手术全切除送活检，证实为基底细胞癌。随即行扩大切除手术并行局部皮瓣修复，术后随诊未见复发。

病例2

患者男，48岁。发现面部有"黑痣"生长，去医院就医，医师自认为是良性的，就用激光给予治疗，结果"痣"是去除了，但术后其创面经久不愈，并形成小窦道长达半年之久，在医院体检时医师发现这种情况应引起警惕，劝患者入院治疗。经手术切除窦道送病理，证实为早期基底细胞癌。行扩大切除范围已达骨面，并行整形方法创面修复，随访多年未见复发。

上述两例说明体表看似"痣"，其实就是早期基底细胞癌，千万不可大意！

二　似"痣"，实为黑色素瘤

病例1（图 3-8-1、图 3-8-2）

患者男，25岁。左手掌"黑痣"，实为黑色素瘤。患者去医院就医，却遭医师误诊、误治，给予左手掌"黑痣"进行激光治疗，结果不仅没有去除"黑痣"，反而使"黑痣"遭刺激，治疗后1~3个月，左手掌及左前臂出现多个黑色素瘤扩散的卫星结节。

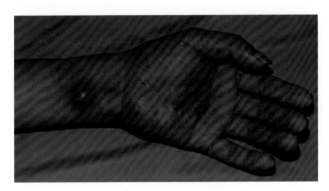

图 3-8-1　手掌黑色素瘤 1

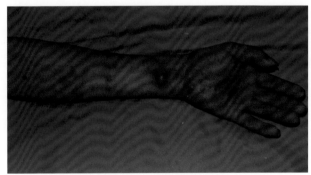

图 3-8-2　手掌黑色素瘤 2

病例2（图 3-8-3、图 3-8-4）

患者男，68岁。背部"黑痣"多年且逐渐增大，因去女儿家探亲，在当地一所三级甲等医院就诊，却误诊用激光治疗，尽管背部"黑痣"大部分去除，但半年后发现两侧腹股沟淋巴结肿大。其实这背部"黑痣"就是黑色素瘤，因误治而造成两侧腹股沟淋巴结转移。

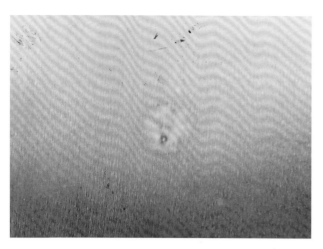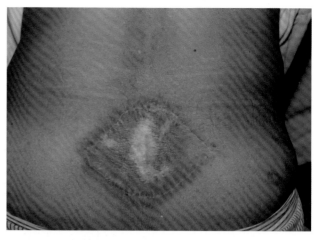

图3-8-3　背部黑色素瘤激光治疗半年后

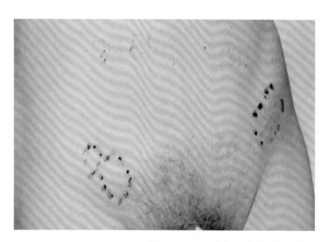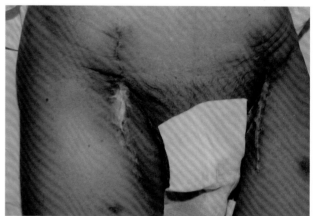

图3-8-4　背部黑色素瘤激光治疗半年后显示双侧腹股沟淋巴结肿大

临床上痣与黑色素瘤的鉴别十分重要，当痣出现下列变化时可能是恶变信号，应引起高度重视：

(1) 色泽不对称的杂色"痣"。

(2) "痣"边缘不规则、参差不齐或呈锯齿状。

(3) 色泽分布不均或加深为黑色。

(4) "痣"生长较快，直径＞6mm。

(5) 黑痣渐进性隆起，高于皮肤表面。

(6) "痣"有刺激感，如痒、痛等。

(7) "黑痣"表面不光滑、粗糙，伴有鳞状脱屑。

(8) "痣"表面局部糜烂、出血、渗液等。

(9) 一个黑痣周围突然出现数个小黑点，即出现卫星结节样的痣。

综上所述，当痣有上述变化时，应及时就医，行手术切除送病理检查以明确诊断。

对于身上黑痣，除了观察痣的变化，还要做好日常防晒，紫外线照射过多也是黑痣癌变的重要因素。特别指出的是位于面部、头、颈、腰部、手掌、足底等处的黑痣，因常受摩擦，应特别注意其变化，如有上述变化，一定要尽早做黑痣切除并送活检，以防后患。一般不要轻易采用激光、冷冻及其他"土办法"将痣去除。我们曾遇到数例足部趾间黑色素瘤，患者发现还是较早的，但患者较长时间应用"脚气水""鹅掌风药水"等刺激，导致黑色素瘤扩散，最终只能截肢处理（图3-8-5、图3-8-6）。

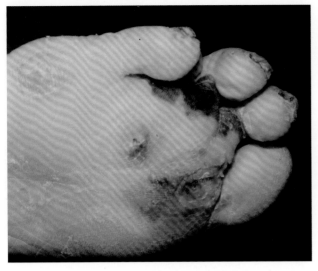

图 3-8-5　左足趾间黑色素瘤

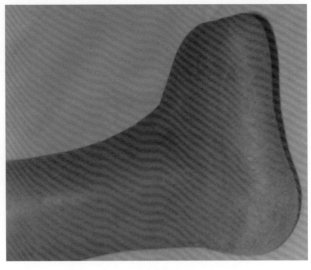

图 3-8-6　左足趾间黑色素瘤术后

第九节　一着不慎，满盘皆输——无瘤操作

体表肿瘤切除修复是一项需要慎密设计、谨慎执行、规范操作的手术，不是每个外科医师都能随便完成的。但凡外科手术医护人员都应知道无菌操作，从术前、更衣、洗手、术野消毒、铺巾到术中操作的每一个细小环节，都应严格遵循无菌原则，只有这样才能避免手术造成意外感染，取得手术的成功。体表肿瘤切除修复手术除了遵循无菌操作原则外，还须在术中遵循无瘤手术操作，这样既能保证恶性肿瘤切除，又能保证供区或切口不被肿瘤播散。如果在术中不重视无瘤手术操作，就有可能在肿瘤切除过程中及修复供区创面时造成肿瘤播散，严重影响手术效果甚至会危及患者生命。

一　肿瘤种植

（一）供区肿瘤种植

体表肿瘤无论良、恶性，当切除后病灶较小时能直接缝合。但病灶较大在不能直接缝合时就要选择皮瓣或植皮方法修复，此时就会形成供区和受区两个创面。在良性肿瘤切除时只要考虑无菌操作即可。但当切除肿瘤是恶性时就要严格按照无瘤手术操作进行，否则就会造成供区肿瘤种植。

病例：患者男性，65 岁。因左前胸壁神经纤维肉瘤，予肿瘤切除并行邻近胸壁皮瓣转移修复。其结果为因转移皮瓣应用不符合规范造成远端坏死，更为严重的是其左下方（箭头标记处）创面上发生恶性肿瘤种植，给进一步处理造成了困难（图 3-9-1）。

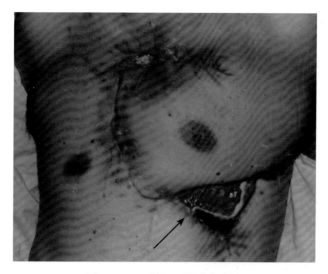

图 3-9-1　创面恶性肿瘤种植

（二）手术切口肿瘤种植

体表肿瘤切除常常会造成平面的软组织缺损，需行皮瓣或植皮修复。胸腹腔内恶性肿瘤切除常造成器官缺损，或需加修复。其手术过程同样需要严格按照无瘤操作原则，除保证术野不受肿瘤播散外，手术切口同样重要。

病例：患者女性，45 岁。因上腹痛术前诊断为胆囊炎而行腹腔镜胆囊切除术，术后病理结果为胆囊癌。术后 3 个月患者发现腹壁切口处有肿块出现，并逐渐扩大，至就诊时已有半年。诊断结果：腹壁切口种植癌（腺癌）。此次术前检查腹腔原病灶处未见肿瘤复发，可见原发病灶已完全切除，结果是继发种植癌造成了不可挽回的损伤，真是可惜（图 3-9-2）。

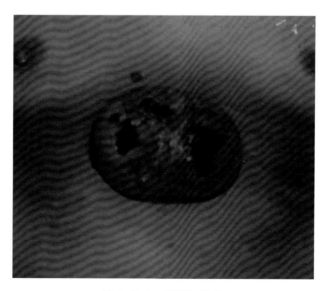

图 3-9-2　继发种植癌

二 无瘤操作细则

上述两例手术都不是在一般医院由一般医师进行的，而是对肿瘤治疗有经验的医师和专科医师完成的。这就不得不引起重视，我们提倡切除体表恶性肿瘤做法如下：

（一）防止术中肿瘤播散

凡是体表恶性肿瘤，不论是表面皮肤破溃还是皮肤完整，术前一律先标记拟切除范围，然后消毒术野、铺巾。在预切除范围内侧将一块无菌消毒棉垫折叠于合适大小，并将棉垫边缘与切口线内侧皮肤缝合数针牢靠固定（图3-9-3）。这样术中就不会造成肿瘤组织脱落在正常组织中，尤其是对于体表恶性肿瘤表面皮肤有破溃或出血的患者，这是必不可少的操作。

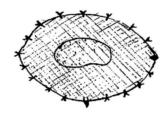

图3-9-3 将棉垫边缘与切口线内侧皮肤缝合数针牢靠固定

（二）切除肿瘤时尽量少用器械

手术开始切除肿瘤时，术中尽量用最少的手术器械及棉垫、纱布等，用电刀快速切除肿瘤，创面予以止血后冲洗干净。

（三）切瘤后的无瘤措施

切除肿瘤后，去除所有使用过的手术器械（包括电刀）及手术铺巾。重新消毒术野皮肤、铺巾，再行肿瘤切除后创面的修复手术。

（四）宁以恶性对待

对于肿瘤良、恶性质不明的情况，宁可按恶性肿瘤手术操作，决不能将恶性肿瘤手术按良性肿瘤手术操作。如图3-9-2所示腹腔镜胆囊切除，术后胆囊癌腹壁种植就是例证。

体表恶性肿瘤切除术，如能按照上述方法操作，恶性肿瘤术中创面肿瘤种植应该是可以预防的。我们的手术病例中未曾发现有肿瘤种植的情况。

第十节 强强联合——整形外科与肿瘤科医师合作

体表肿瘤形态、大小、部位各不相同。当肿瘤较大且位于重要血管区域时，切除会有困难。对于普通外科或肿瘤外科医师来说，熟悉各部位解剖及技术操作，切除不是难事。但当遇到创面大面积缺损时，修复可能就有困难。此时如有整形外科医师参与，修复手术就可以顺利完成。所以体表肿瘤切除，能组建一支有多学科（普通外科或肿瘤外科＋整形外科）医师参与的手术团队是一个极佳选择。

如果一位医师能具备这两方面操作技术，将普通外科或肿瘤外科技术与整形外科技术相结合，就是一名极佳的理想人才，就能在体表肿瘤切除修复中从容应对、游刃有余。

在基层医院，受人员、技术条件限制，完成较大肿瘤切除修复是有困难的。但对于较小的肿瘤切除，有时还是可以的。但牵涉到修复还是有些困难的，只要努力学习一些整形外科的修复技术，也是可以完成的。此书就是一本可以提供学习、借鉴的参考书。

第十一节　通幽洞微——必备麻醉知识

一　概述

体表肿瘤位于体表，大多看得见或摸得着，易于发现，多能早期就诊，因而瘤体多数较小。凡是对于小的体表肿瘤切除的麻醉，可由术者施行局部麻醉，也称部位麻醉，在此主要是指局部浸润麻醉。整形外科医师在脂肪抽吸术中应用的肿胀麻醉实际上也是一种局部麻醉（局麻）。

与全身麻醉相比，局部麻醉在某些方面具有其独特的优越性。首先，局部麻醉不影响神志；其次，局部麻醉还可起到一定程度术后镇痛的作用；此外，局部麻醉还有操作简便、安全、并发症少，对患者生理功能影响小，可阻断各种不良神经反应，减轻手术创伤所致的应激反应及恢复快等优点。且在临床上，局部麻醉与全身麻醉往往相互补充。

成功地完成一项局部浸润麻醉，要求麻醉医师应该"通幽洞微"，掌握局部解剖结构及局麻药药理学知识，并能熟练进行各项局麻操作。另外，施行医师应加强与患者的沟通，在麻醉前给患者介绍此类麻醉的优缺点、选用的原因及操作步骤，使患者有充分的思想准备，从而能够更好配合。原则上施行任何麻醉前患者都需空腹。

至于大的体表肿瘤切除麻醉，需酌情选用神经干阻滞、硬膜外阻滞、脊麻，以及喉罩全麻或气管内全麻，交由专职的麻醉科医师施行，在此不做赘述。

二　监测

局部麻醉下患者酌情需要与全麻相同的监测手段，诸如心前区听诊器、心电图、无创血压及脉搏血氧饱和度监测。更重要的是注意观察潜在局麻药中毒症状，麻醉医师及巡回护士在用药后应经常与患者交谈以判断患者精神状态，当患者出现注意力分散或发音含糊不清时应引起麻醉医师的高度警觉。

局部麻醉需要准备好注射用品及抢救用品。注射用品主要包括消毒液、敷料、注射器、局麻药液。抢救用品包括简易呼吸器、面罩、吸痰管、吸引器、口咽及鼻咽通气道、喉罩、气管导管、咽喉镜及氧气、抢救药品。

三　常用局麻药

根据手术时间长短，选择应用于局部浸润麻醉的局麻药，可采用中等时效（利多卡因、甲哌卡因或丙胺卡因）或长时效局麻药（丁哌卡因、依替卡因或罗哌卡因）。附表1为中时效和长时效局麻药使用的浓度、最大剂量和作用持续时间。

附表 1　局部浸润麻醉常用局麻药

	普通溶液			含肾上腺素溶液	
	浓度 (%)	最大剂量 (mg)	作用持续时间 (min)	最大剂量 (mg)	作用持续时间 (min)
中时效:					
利多卡因	0.5 ~ 1.0	300	30 ~ 60	500	120 ~ 360
甲哌卡因	0.5 ~ 1.0	300	45 ~ 90	500	120 ~ 360
丙胺卡因	0.5 ~ 1.0	500	30 ~ 90	300	120 ~ 360
长时效:					
丁哌卡因	0.25 ~ 0.5	175	120 ~ 240	225	180 ~ 410
依替卡因	0.5 ~ 1.0	300	120 ~ 180	400	180 ~ 410
罗哌卡因	0.2 ~ 0.5	225	410 ~ 690	无须加用肾上腺素	

四　操作方法

局麻注射针长度与浸润阻滞部位深度有关,注射针粗细则与针刺入时疼痛度有关,为减轻针刺时的疼痛感,尽量选用细的注射针。

取 5 号注射针,针头斜面紧贴皮肤,进入皮内推注局麻药液,造成白色的"橘皮样"皮丘,然后取 7 号长注射针经皮丘刺入,分层注药。若需浸润远处组织,注射针应由上次已浸润过的部位刺入,以减少针刺的疼痛感。注射局麻药液时应加压,使其在组织内形成张力性浸润,与神经末梢广泛接触,以增强麻醉效果。

五　注意事项

(1) 注入局麻药要深入至下层组织,逐层浸润,面部、筋膜下和骨膜等处神经末梢分布最多。肌纤维痛觉神经末梢少,只要少量局麻药便可产生一定的肌肉松弛作用。

(2) 注射针进针应缓慢,改变注射针方向时,应先退针至皮下,避免针干弯曲或折断。每次注药前应抽吸,且边推药边问患者有何不适,以防局麻药液注入血管内。局麻药液注射完毕后须等待 4 ~ 5min,使局麻药作用完善,不应随即切开组织致使药液外溢而影响效果。

(3) 每次注药量不要超过极限量,以防局麻药毒性反应。

(4) 感染及癌肿部位不宜用局部浸润麻醉。

六　局部麻醉并发症

每一种局部麻醉方法因其解剖结构不同,而相应有特殊并发症,下面主要介绍使用注射针穿刺及注射局麻药而引起的具有共性的问题。

(一) 局麻药的不良反应

局麻药的不良反应主要涉及局麻药过敏、组织及神经毒性、心脏及中枢神经系统毒性反应。

（二）穿刺引起的并发症

（1）神经损伤：在进行穿刺时可直接损伤神经，尤其伴异感时，而有异感时发生率更高。使用短斜面注射针可减少神经损伤发生率。穿刺时还应避免神经内注射。

（2）血肿形成：血肿对局麻药扩散及穿刺定位均有影响，因而在穿刺操作前应询问出血史，尽可能采用细注射针，同时在靠近血管丰富部位操作时应细心。

（3）感染或癌肿扩散：操作时不严格执行无菌原则或注射针穿过感染或癌肿组织可导致感染或癌肿进一步扩散，因此局部感染或癌肿应视为局部麻醉禁忌证。

（三）头颈部局部麻醉的严重并发症

有些局部麻醉如头颈部的注射，严重不良反应的发生率较高，而与所用的局麻药无关。局部麻醉在头颈部手术中的应用广泛，但局麻药可引起致命性并发症，如误注入椎动脉或蛛网膜下腔，1~2mL局麻药即可引起致命的并发症，已为人们所重视和研究，旨在防患于未然，也有利于及早发现，及时处理。

局麻药误注入血管引起的毒性反应，取决于血内局麻药的浓度；但中枢神经系统的毒性反应，主要取决于脑组织中的局麻药浓度。低浓度有抑制、镇痛、抗惊厥作用，高浓度则诱发惊厥。故局麻药误注入血管的中毒剂量与其所属的循环有关。由附表2可见，依据脑循环占心排血量的15%，椎基循环占脑循环的10%，若以椎基循环约占心排血量的1.5%来计算，椎动脉内注射局麻药的中毒剂量只需为静脉注射最小中毒剂量的1.5%。因脑干的供血几乎完全来自椎-基底动脉系，甚至微量局麻药注入椎动脉也会即刻导致脑干中毒，且来势汹汹。有报道给1例75kg体重的患者行星状神经节阻滞，仅将18mg利多卡因（240μg/kg）误注入椎动脉就引起了惊厥。其实，即使7.2mg利多卡因（96μg/kg），如直接注入75kg体重患者的椎动脉也会产生毒性反应。也有仅将丁卡因2.5mg或甲哌卡因11.02mg（<1mL混合液）误注入椎动脉就引起脑干抑制的情况。此外，小剂量局麻药注射产生毒性反应的现象，常被误认为药物过敏。近年来一些研究表明，邻近头部区域进行注射，有可能将局麻药加压注入小动脉内而逆行经颈动脉进入颅内，使脑内血流的局麻药浓度骤增，而出现中枢神经系统的中毒症状。曾报道1例颈总动脉注入1%普鲁卡因5mL致惊厥的病例。

附表2　局麻药的中毒剂量与椎基循环、脑循环的关系

局麻药	人体静注的最小中毒剂量（mg/kg）	估计椎动脉注射的中毒剂量（μg/kg）	估计颈动脉注射的中毒剂量（mg/kg）
普鲁卡因	19.2	288	2.952
氯普鲁卡因	22.8	342	3.078
丁卡因	2.5	37.5	0.337
利多卡因	6.4	96	0.864
甲哌卡因	9.8	147	1.323
丁哌卡因	1.6	24	0.216
依替卡因	3.4	51	0.459

参见：刘肖平. 头颈部位麻醉的严重并发症. 国外医学·麻醉学与复苏分册，1995；16（1）：33-35.

主要参考文献

[1] 张涤生 . 整形外科学 [M]. 上海：上海科学技术出版社，2002.
[2] 郭恩覃 . 现代整形外科学 [M]. 北京：人民军医出版社，2000.
[3] 黎鳌等 . 整形与烧伤外科卷 [M]. 北京：人民军医出版社，1996.
[4] 美 JraD.Pagel. 面部整形与重建外科 [M]. 济南：山东科学技术出版社，2004.
[5] 美 D.RALPH MILLARD.Jr, MD. 整形外科原则 [M]. 程新宁等译 . 广州：广东科技出版社，2006.
[6] 侯春林 . 顾玉东 . 皮瓣外科学 [M]. 上海：上海科学技术出版社，2006.
[7] 宣庆元 . 整形外科在体表肿瘤治疗中的作用 [J]. 解放军医学情报，1990，9（6）：307-308.
[8] 宣庆元 . 脂肪抽吸术治疗男性乳房发育症 [J]. 中华整形烧伤外科杂志，1993，9（4）：243-244.
[9] 宣庆元 . 颞浅动脉双中岛皮瓣状皮瓣修复面部缺损 [J]. 中华整形烧伤外科杂志，1987：3.

后记

宣庆元，副主任医师，副教授。1970 年毕业于上海第一医学院医疗系。毕业后分配至空军上海第一医院外科，先后从事普通外科和整形外科工作，在普通外科工作初期就兼任整形外科医师，至今已有 50 余年。1982 年在本院建立整形外科，1986 年整形外科成为南京军区空军重点科室，使整形外科在上海拥有一席之地。1989—2000 年曾担任中华医学会上海整形外科学会委员（第二届、第三届），为学会学术活动做了一些力所能及的工作，得到学会的表彰。至今从事医学临床工作已达 53 年，目前仍在中国人民解放军海军特色医学中心临床一线工作。

在长期的普通外科及整形外科临床工作中，我接触了大量的病例，尤其在 20 世纪 80—90 年代，受限于医疗技术，有大量的外地患者到上海就诊，其中就有不少的危重症患者。在工作实践中，我力求将我拥有的普外技术及整形技术相结合，较好地治疗了不少棘手的体表肿瘤患者，取得了较好的效果。我从 1973 年开始从事整形外科工作，在启蒙老师吴伯刚主任的指导下，完成了上千例烧伤者整形及唇腭裂手术。老师告诫我"一定要注意保存手术资料，术前术后照片以资对比。整形外科手术只有照片才能说明效果，烧伤后爪形手你怎么描述，也不如照片说明问题"，自此以后，我努力按老师嘱咐，做有心之人，力求拍下每个整形患者的术前术后照片。在那个年代，拍照绝非易事，先是拍黑白照片，后来才有彩色照片，与如今用手机就可方便拍摄，简直就是天壤之别。多年的点滴积累，我如今有了上千份临床资料及照片，由于当年工作繁忙，除做临床工作还要担当行政工作，资料就堆放一处未曾整理。直到 2020 年，因受"新冠"疫情的影响，工作节奏才慢下来，也有时间处理一些事情，在整理资料时我发现一箱照片，对 1000 多份照片进行整理归纳分类。受限于当年的工作环境，时间紧、任务重，又不可能有助手帮忙，有些患者照片有术前无术后，有些则有术后无术前照片，能用上的也就几百张。其间我就将所做的体表肿瘤病例照片进行配对整理，没想到我的同行们竟觉得非常震撼，有些病例是他们从未见过的，也很有价值，劝我整理一下出版，我想这倒是一件好事，但要出书也绝非易事。在同事们的鼓励下我也下了决心，出本书记录下这些患者的资料也可以为同行、后人借鉴，否则百年之后就会被完全弃之或烧毁，也实为可惜！

在我的职业医师生涯中，回首往事，我先后得到上海第二医学院附属第九医院整形外科张涤生院士、王炜教授、黄文义教授、赵平萍教授、冯胜之教授等亲自指导，也得到上海第一医学院附属华山医院顾玉东院士在手外科方面的指教，更得到上海第一医学院附属肿瘤医院李澍教授在体表肿瘤治疗中的亲传亲授，使我在整形外科、体表肿瘤切除及修复中有所建树，得到业界的认可，编写此书也是对诸位老师衷心感谢之情，以慰师心。

另需说明，此书编写材料中的照片全部是我们多年亲自实操病例，其中大部分病例照片是 20 世纪 80—90 年代拍摄的，限于当时缺医少药，医疗条件受限，有些患者不能及时就医才会那么严重，有些病例在今天已经极少见，这也是当时的医疗状况的点滴再现。其治疗方法与今天相比，有些较陈旧或过时，只能作为提供史料，对那个时代有所了解。

　　吾今已近 80 岁，从医已有 53 年。编写此书既不为名，也不为利，只是将自己的临床资料进行归纳整理，附上自己多年临床工作中的点滴体会，供大家参考，仅此而已。如能起到抛砖引玉的作用则更为欣慰，书中不妥之处在所难免，敬请谅解。